王珂临证经验集

主编　王珂　王亮

副主编　窦金娟　田野　段公　顾红岩

编委
李庆彬　娄静　段公　王珂　窦金娟
高艳慧　王新燕　顾红岩　王亮　田野
周红梅　张龙生　董荣芬　窦金娟
卢振超　马洪明　陈志颜　田野

人民卫生出版社

图书在版编目（CIP）数据

王珂临证经验集 / 王珂，王亮主编 . —北京：人
民卫生出版社，2020
ISBN 978-7-117-29296-2

Ⅰ. ①王…　Ⅱ. ①王…②王…　Ⅲ. ①中医临床 – 经
验 – 中国 – 现代　Ⅳ. ①R249.7

中国版本图书馆 CIP 数据核字（2020）第 025012 号

人卫智网	www.ipmph.com	医学教育、学术、考试、健康，购书智慧智能综合服务平台
人卫官网	www.pmph.com	人卫官方资讯发布平台

王珂临证经验集

主　　编：王　珂　王　亮
出版发行：人民卫生出版社（中继线 010-59780011）
地　　址：北京市朝阳区潘家园南里 19 号
邮　　编：100021
E - mail：pmph @ pmph.com
购书热线：010-59787592　010-59787584　010-65264830
印　　刷：三河市博文印刷有限公司
经　　销：新华书店
开　　本：710 × 1000　1/16　印张：19　插页：8
字　　数：221 千字
版　　次：2020 年 5 月第 1 版　2020 年 5 月第 1 版第 1 次印刷
标准书号：ISBN 978-7-117-29296-2
定　　价：52.00 元
打击盗版举报电话：010-59787491　E-mail：WQ @ pmph.com
质量问题联系电话：010-59787234　E-mail：zhiliang @ pmph.com

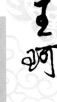
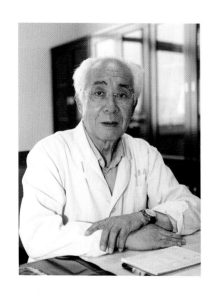

王珂,1937年生于中医世家,自幼随父亲学医,9岁开始背诵《药性赋》,之后陆续学习了《黄帝内经》《医宗金鉴》《丹溪心法》等典籍。父亲的言传身教,培养了他思诚敬业、宽和处事的人格和品德。

中学毕业后,王珂考入了当时的北京中医学校,系统学习中医专业知识及临床技能。毕业后,他积极响应"把医疗卫生的工作重点放到农村去"的号召,主动前往缺医少药的农村卫生院工作。广大患者为王珂创建了一个临证实践的平台,他昼夜巡诊,以院为家,待患者如至亲,增长了自身本领,铸就了"心系农民、服务百姓"的高尚情怀。

由于工作能力出众,1971年王珂走上了管理岗位,先后担任梨园卫生院业务院长、通州区中医医院院长。担任院长后的王珂依然心系患者,坚持定期门诊,不让跟随而来的患者失望,并且一如既往地对待患者如亲人,不分贵贱,一视同仁。王珂常说:"患者都是人,贫富贵贱对于医务工作者来说没什么区别,他是达官显贵也好,平民百姓也好,只要来我这里就是我的患者,我都会好好为其治病。"王珂的处方具有"简、验、效、廉"的特点,这些用药习惯是在长期服务农村患者时养成的。因为当时农村经济相对落后,患者无力负担高昂的医疗费用,他就想方设法为患者节省不必要的医疗开支。有的患者无钱看病,王珂还自掏腰包为其垫付药费,很多农村百姓至今仍对其医德医术念念不忘。

2009年王珂入选北京中医药薪火传承"3+3"工程基层老中医传承工作室指导老师,2011年入选第四批北京市老中医药专家学术经验继承工作指导老师,2017年入选第六批全国老中医药专家学术经验继承工作指导老师。2017年7月,王珂被评为第三届首都国医名师。

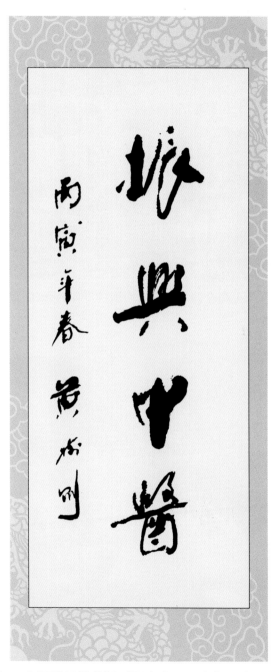

图1　1986年卫生部副部长黄树则同志为王珂老师题字——"振兴中医"

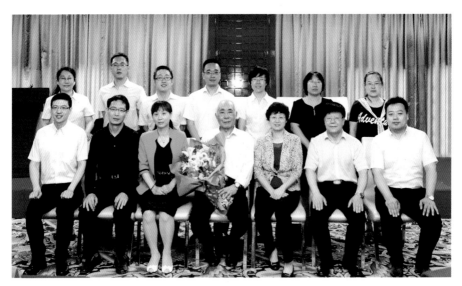

图 2　2016 年王珂全国基层名老中医药专家传承工作室正式启动

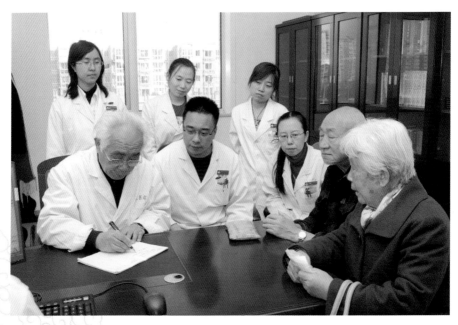

图 3　王珂老师门诊带教

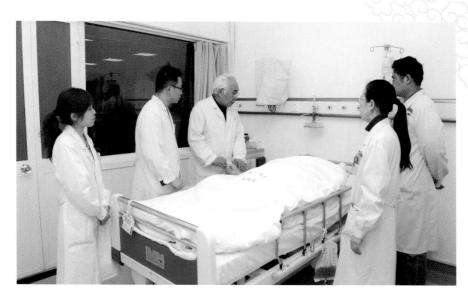

图 4　王珂老师教学查房

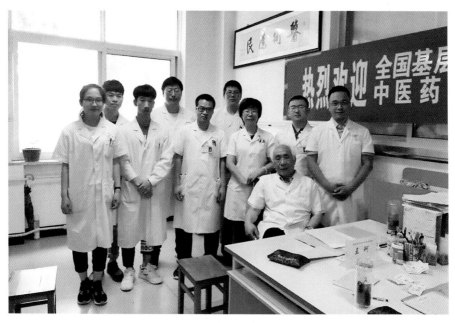

图 5　王珂名老中医传承团队赴河北省廊坊市大厂县中医医院巡诊讲学

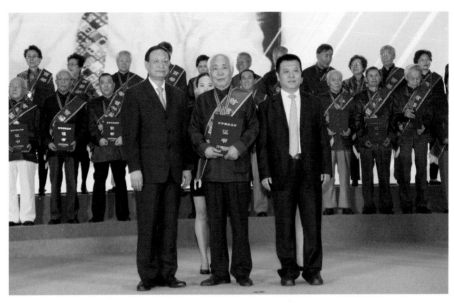

图 6　2017 年王珂老师参加第三届首都国医名师颁奖典礼

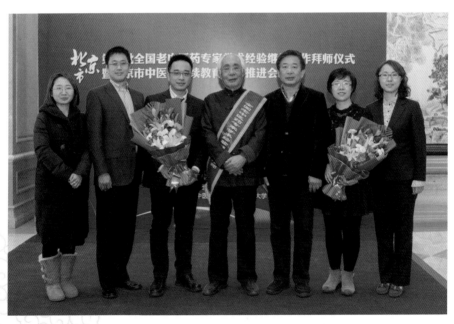

图 7　2017 年参加第六批全国老中医药专家学术经验继承工作拜师仪式

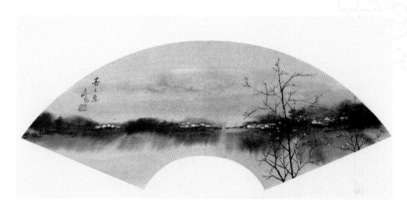

图 8　王珂老师画作 1

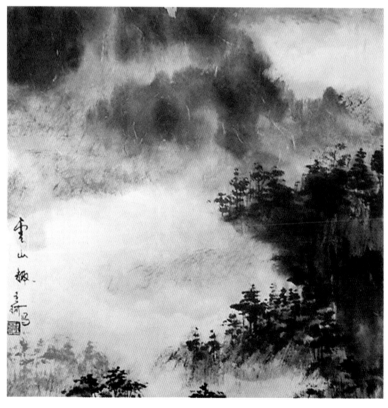

图 9　王珂老师画作 2

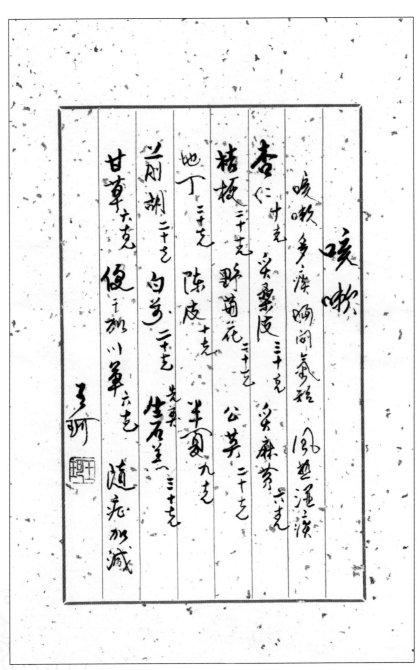

图 10　王珂老师手写处方 1

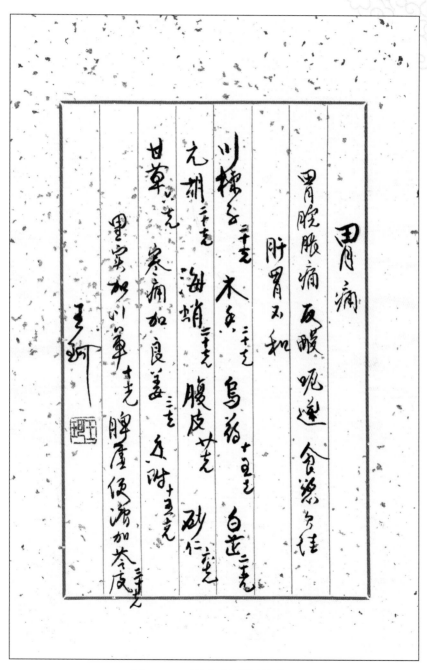

图 11　王珂老师手写处方 2

自序

　　余自幼随父学习中医,从潞河中学毕业后又进行了 4 年的中医中药学习,后到农村基层为农民服务,协助组建了两个乡镇卫生院。1985 年,余奉命组建通州区第一所中医医院,解决了通州区群众对中医中药的需求,进而提高了通州中医的发展,培养了中医药人才。

　　在近 60 年的临床实践中,余不断总结常见病、多发病的中医临床诊断和治疗经验。个人认为,对中医学术的继承学习要灵活运用于临床,做到古为今用,不可固守。在继承和发展中医药上,要与自己的临床治疗用药相结合,唯如此才可以提高和发展。

　　名老中医传承工作室是一个很好的中医师承教育模式,既可以把指导老师的经验传承下去,也可以起到互相学习、教学相长的作用,进而提高中医药学术水平,把祖国医药发扬光大。愿中医药这朵璀璨的中华文明智慧之花,走出国门,走向世界,造福人类。

　　余之人生格言:人生如临战场,一生为患者服务。

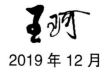

2019 年 12 月

王珂老师悬壶57载,具备深厚的中国文化功底,在长期的临床实践中,他博采众长,救人无数,在中医内科、皮肤科和妇科杂病方面积累了丰富的临床经验。王老强调:"中医工作者要有民族自尊心,要牢牢掌握中医学的精髓,触类旁通地应用于临床,同时还要有海纳百川的胸怀,发展现代中医药一定要结合当代科技的先进成果,勇于创新。"2014年,王老独创的"一种防治流行性感冒的外用鼻腔给药制剂"荣获发明专利。

王老毕生致力于中医药事业,淡泊名利,在平凡的岗位上,他倾注了大量的爱心,洒下了辛勤的汗水,留下了一串串闪光的足迹,深受人民群众的好评。东直门医院高度重视师承工作,把王珂老中医传承工作室建设成为医院科研教学的品牌基地。自2016年王珂全国基层名老中医药专家传承工作室启动以来,王珂老师带教认真负责,继承人努力学习。通过开展门诊跟师、巡诊带教、专题讲座、学术交流等工作,王老高尚的医德医风、丰富的经验得到很好的传承,获科研课题立项2项,制定专科专病诊疗常规3项,发表学术论文10篇。举办国家级、区级名老中医学术思想和临床经验的推广活动5次,发挥了全国基层名老中医药专家、首都国医名师的辐射带动效应。王老身体力行,亲自带队深入基层,开展巡诊带教活动 35 次,提高了广大基层医务人员的中医水平。"手把手"的师承工作使得继承人中医临证水平显著提高,基层老中医工作室起到了"薪火传承"之作用。凭着对中医药事业的热爱与执着,王珂老师在 82 岁高龄坚持每周出诊 3 次,传道带徒,为中医药事业的薪火传承无私奉献!

倡导大医精诚的发展之路,薪火传承,是我院中医人才培养的方向。为了更好地学习、传承王珂老师的学术思想及临床经验,王珂名老中医传承团队将王老的理法方药特色、临证思路、验案等进行整理,编辑成书。今与同道分享,期望大家共同发扬岐黄之术,将中医药学术传播到全世界,造福众生。

北京中医药大学东直门医院院长
2019 年 12 月

前言

　　王珂老中医躬耕杏林 57 载,博采众长,在脑病、肺病、脾胃病、皮肤病和妇科杂病等方面积累了丰富的临床经验和独到的临证心得,处方用药精当,疗效显著。他师古而不泥古,从实治学,独树一帜,以临床实践为依据,确立了自己对内科杂病的辨证体系,其学术主张包括:从肝立论治脑病,擅用升举清阳法;宣降并用治肺病,擅用清热解毒法;治脾胃病善用药对,调和气机出入;治妇科病调气和血,注重中西医结合。

　　本书将王珂老师数十年的理法方药特色、临证心得、典型医案等进行整理,分为"理论阐微""本草心悟""临证治验""薪火传承"四部分。书中有些内容是根据王珂老师早年讲课的原始录音整理而成,尽可能保留了王珂老师的语言风格和学术思想,希望能使医者从中得到启发,增强思维能力,提高临床疗效。

编者

2019 年 12 月

第一部分　理 论 阐 微

第二部分 本 草 心 悟

第三部分 临 证 治 验

第四部分　薪 火 传 承

第一部分 理论阐微

基础理论发微

阴 阳 五 行

一、阴阳

阴阳是以朴素的矛盾观点来解释人体的各种生理病理现象,认为人体的各个部分都是由两种既对立又统一的物质和功能所构成的(即阴阳)。疾病的形成和发展就是由于阴阳对立的正常关系被破坏所造成的。

(一)阴阳的划分

在中医理论中,外为阳,里为阴;背为阳,腹为阴;上为阳,下为阴;脏为阳,腑为阴;气为阳,血为阴;功能为阳,物质为阴。由此类推,人体的每一部分都有阴阳的对立面,从而可以找出不正常的致病原因,但是阴阳的变化也是多变的,例如,胸相对于背,即胸为阴,背为阳;如胸相对于腹,则胸为阳,腹为阴。

1. 阴阳互根

中医理论中认为"阴生于阳,阳生于阴","孤阴不生,孤阳不长",就是说明阴阳的存在是互相依存的,缺一不可,没有阴则无阳,没有阳,阴也就不存在了。又谈到"生之本,本于阴阳","阴阳离绝,精气乃绝",意思是说人能生存,能活着就是因为有正常的阴阳活动,如果阴阳失去了联系则生命也就停止了。中医把这种观点叫阴阳互根,按生理来讲,功能是阳,物质是阴。人的生命活动,要靠物质作基础,而靠功能去完成。

2. 阴阳消长

阴阳是代表事物的两个方面,不是静止不变的,而是经常发生消长变化的。在正常的消长范围内的变化是正常的,否则消得太多、长得太多都是不正常的。中医认为"阳消阴长""阴消阳长",例如一个人因为阴消得多了,相反的阳就相对亢盛,中医叫做"阴虚阳亢"。

3. 阴阳转化

中医认为"重阴必阳,重阳必阴",就是说阴可以转化为阳,阳可转化为阴。例如,在临床上,表入里,阳入阴,由实转虚,则为阳证转为阴证,由热化寒即由阳转阴,由寒化热即由阴转阳,这种多变的转化规律在疾病中是比较多见的。

(二) 阴阳在临床上的应用

1. 阴阳在发病上的运用

中医认为"阴平阳秘,精神乃治",就是说只有人体的阴阳平衡才能维持正常的生理活动。当阴阳的相对平衡被破坏了,就发生了疾病。所以发病的总括就是阴阳的一方面偏盛或偏衰所造成的。例如,临床出现怕冷、手足凉、面色苍白、自汗、小便清长、舌质淡、脉虚,这就是阴盛引起的阳衰。阴虚引起的阳亢则出现烦躁、失眠、口干、舌红、脉数的阳亢症状。

2. 诊断上的应用

"凡诊病施治,必须先审阴阳",在分析病情时,往往用阴阳来归纳,大体分成阴阳两大类,以便制订治疗原则。

3. 在治疗上的应用

阴病用阳药(热药、温药、补药),治疗阳病用阴药(寒药、凉药、泻药）治疗。

二、五行

（一）五行对应关系

五行指是"木、火、土、金、水"，这是古人用五行理论去归纳宇宙间多种多样的事物，是古代哲学用于实践的具体实例。而中医学也借用了五行学说，把人体的内部和外部环境相联系起来以作为辨证的根据，在医学中就叫五行学说。五行学说中有些道理是很正确的，但也有一部分不符合实际情况，有些牵强，所以我们要用唯物主义观点进行批判地接受。

五行	五脏	五腑	五窍	五色	五味
木	肝	胆	目	青	酸
火	心	小肠	舌	赤	苦
土	脾	胃	口	黄	甘
金	肺	大肠	鼻	白	辛
水	肾	膀胱	耳	黑	咸

（二）五行的相生相克

木→火→土→金→水→木（相生关系）

木→土→水→火→金→木（相克关系）

相生相克的关系在治疗上是很有价值的。例如：肺结核患者，病变在肺（金），因为土生金，土对应脾胃，所以在治肺结核的时候应该把脾胃调治好，才能大量地吸收营养来保证肺结核病的痊愈。

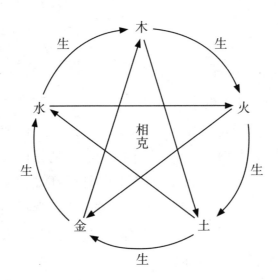

三、小结

中医的阴阳五行学说是一种朴素的唯物论和自发的辨证法,承认世界是由物质构成的,认为一切事物是互相联系的整体,在事物内部有阴阳对立统一的两方面,是相互依存、相互斗争的。

但是古代的辨证法有着自发的朴素的性质,根据当时的社会历史条件,还不能有完备的理论,因而不能完全解释宇宙。所以我们学习中医理论也要用一分为二的观点去对待,否则有些地方就成了主观臆测的东西,不免会陷入唯心主义和形而上学了。

因为五行学说中有着较繁琐的哲学和机械的唯物论色彩,所以目前并不完全以其为准则,而以脏腑的关系为准,学习五行学说,应取其精华去其糟粕,不可被其所束缚。

脏 腑 学 说

脏腑学说是中医基础理论的主要部分。这个学说是从整体观念出发,认为人体内部各个脏器是由经络相连在一起的,构成一个有机的整体,五脏六腑之间互相依存,互相制约,在发生疾病时,则互相影响,互相传变。

五脏:心、肝、脾、肺、肾。

六腑:胆、胃、大肠、小肠、膀胱、三焦。

一、脏腑的主要生理病理和脏腑的表里关系

人体是一个整体,各脏腑有各自的不同特点,其间又有复杂的关系,各有分工,又互相配合。

脏:有贮藏精气的功能。

腑:有腐熟水谷、泌别清浊、传送糟粕的功能。

此外,还有脑、髓、骨、脉、胆、女子胞,其功能有异,故另分一类,称为"奇恒之腑"。

(一) 心与小肠(附心包)

1. 心的生理病理

心是人体生命活动的主导,在脏腑中居为首位,故说"心为五脏六腑之主"。

(1) 主神志:心主管精神、意识、思维活动。相当于高级神经活动。如心功能正常则精神振作、神志清楚,如其功能发生了障碍则出现痛症、心悸、惊恐、健忘、失眠、发狂、喜笑不休、昏迷、谵语。

(2) 主血脉:血脉相连,血液在血管中循环都靠心气(功能)的推动。心气的强弱直接影响血的运行,从脉搏上就反映为细弱无力、脉来不均、脉律不整(促、结、代脉)等。

(3) 其华在面,开窍于舌:因为面部和舌体的血脉分布最为丰富,故心的功能正常与否从面和舌都能反映出来。正常情况为面红润有光,舌淡红;不正常的包括心气不足,循环不畅,面色㿠白或

青紫无光,舌紫黯无华;心火过旺则舌尖红赤、口舌生疮;痰迷心窍时,可见舌强不语,故说"舌为心之苗"。

(4) 心与汗的关系:因"汗为心之液",患者因某种原因出汗过多则损害了心阳,严重则为"大汗亡阳"出现危重现象。

附:心包

心包又叫心包络,中医认为心包在心的外面,有保卫心脏的作用,外界的一切邪气侵犯则先侵心包。

2. 小肠的生理病理

小肠是接受胃输送来的饮食物,再行消化、分清浊。清指食物的精华(水谷之精)被小肠吸收,运送于脾。浊指饮食物的糟粕、废物,分别输送到大肠和膀胱,如小肠有病可以出现营养吸收不好和小便异常的变化。

心与小肠是通过经络的关系联系在一起的,如心火旺不但出现口舌生疮、舌尖红痛,还出现小便赤,甚至出现尿血的现象,这叫"心移热于小肠"。

中医所讲的心,从生理病理上看,基本上包括西医讲的心脏和部分中枢神经和自主神经系统的功能。

(二)肝与胆

1. 肝的生理病理

(1) 肝主疏泄:肝有升发(疏)透泄的作用,主管全身的气机舒畅条达。若肝失调达,疏泄失常,气机不畅,可引起多种症状。例如肝气郁结出现易怒,头晕痛、胸胁胀痛、月经不调等;若肝气升发太过,便出现肝阳上越,头痛头晕;若肝阳上亢化火,则头痛剧烈、眼痛眼红、耳鸣耳聋;若肝阳极而化火生风,可出现中风;若肝气升发不足则出现眩晕、失眠、易惊、精神恍惚。

(2) 主藏血:肝有贮藏血液和调节血量的功能。活动时,肝贮藏之血液就供给各个组织,休息时血又归于肝脏,藏血的另一个含义就是防止出血,若藏血发生障碍就可以发生出血,如吐血、衄血等。

(3) 肝开窍于目,肝与眼有密切的关系。肝病可影响眼睛,肝虚可以使视力模糊、夜盲;肝火上炎可致目赤痛。

(4) 主筋,其华在爪。肝主管全身筋的活动,支配全身肌肉关节的运动。筋是靠肝来营养。如肝血不足则筋失所养,可出现筋痛、麻木、屈伸困难、痉挛;如肝风内动则抽搐;"爪为筋之余",如肝血充足则指甲红润,肝血不足则指甲枯槁,变薄变软。

2. 胆的生理病理

胆为六腑之一,其功能与各腑有异,故亦为"奇恒之腑"之一。

胆的作用是贮藏胆汁。胆汁是清净的液体,故胆又叫"中清之腑"。胆病的主要表现包括胁痛、黄疸、口苦、呕吐苦水。

肝胆联系密切,所以治疗时常需要肝胆同治。

肝胆的功能主要指西医肝、胆和一部分中枢神经、自主神经、运动系统、血液系统以及视觉器官的功能和疾病。

(三) 脾与胃

1. 脾的生理病理

(1) 主运化:脾主管食物的消化、吸收、运输,饮食入胃经初步消化后,再由脾主持进一步消化,并将所产生的精微(营养)物质吸收,输布到全身各部。脾还能运化水湿,与肺、肾共同维持体内水液的平衡。脾之运化功能良好,则吸收代谢正常,气血旺盛,精力充沛,如脾虚则运化失常,则消化不良,食欲不振,腹胀便溏;此外,脾功能失常还会出现水液运化失调的症状,出现水肿、痰饮。

(2) 统血:脾有统摄全身血液的功能。如脾虚统血失职,使"血不循经",引起各种出血,如吐血、衄血、崩漏、便血等症,也可以致生化血液的功能降低以致贫血。

(3) 主四肢、肌肉,开窍于口,其华在唇:脾能正常地运化水谷精微,滋养全身,则食欲旺盛、肌肉丰满健壮、四肢有力、口唇红润;相反,则食欲不振,肌肉消瘦、四肢无力、唇淡白、萎黄无华。

2. 胃的生理病理

胃的主要功能是受纳水谷,进一步腐熟水谷,称"胃为水谷之海"。胃之功能失常,则出现胀满、上腹痛、食欲不振、恶心呕吐。

脾与胃是表里关系,胃主受纳,脾主运化,共同完成消化吸收和运输营养的任务。脾胃在人体内处于很重要的地位,在中医上认为"有胃气则生,无胃气则死",又说"脾为后天之本",但脾气主升,喜燥恶湿;胃气主降,喜润恶燥,两者相反相成,这样胃气下行利于消化,脾气上行可以将精微上输送于肺,再向各种组织输送。如果胃气上逆则恶心呕吐、嗳气呃逆;脾气下陷(中气下陷)则少气懒言、久泻脱肛、子宫脱垂、胃下垂等内脏下垂现象。

中医所讲的脾胃,胃与西医的看法大致相同,但对脾的看法则与西医差别很大。

(四) 肺与大肠

1. 肺的生理病理

(1) 主气:一是指肺司呼吸,进行气体交换,以维持人体生命活动的功能;二是指"肺朝百脉",参与血液循环,将水谷精微输布于全身的功能。如肺的功能发生障碍则出现咳嗽、气喘、乏力、语言低弱等症状。

(2) 主肃降、通调水道:肺气以清肃下降为顺,如上逆则为病。人体水液的运行除脾的运化转输,还要靠肺的肃降功能。如肺失肃降就会影响水液代谢,导致小便不利、水肿,故有"肺为水之上源"之说,在治疗水肿患者要加上开肺气的药物。

(3) 主皮毛:皮毛就是人体最外的一层,也叫"卫"。外感风寒先侵犯皮毛,如肺卫之气充盛则不易受外邪入侵;如外卫功能不健,则皮毛不固易受邪。

(4) 开窍于鼻,鼻与肺相通,是呼吸的门户:如肺有病变就出现鼻塞、流涕、鼻翼煽动。

2. 大肠的生理病理

大肠主要是传送糟粕,排泄大便。大肠的一般病症表现为大便燥结、腹痛泄泻、下痢等。

肺与大肠在治疗上关系很密切,故治疗大便燥结时除用通便药,还要加上开肺气药物;而肺热壅盛气喘,常常要加通下药。肺与大肠功能与西医基本相同,中医的肺还有参与血液循环和水液代谢的功能。

(五) 肾与膀胱

1. 肾的生理病理

(1) 主藏精:肾藏精的含义可以分为两类:一是藏生殖之精,主管人的生育繁殖;二是藏五脏六腑之精,就是主管人体的生长、发育。在临床上,肾病多为虚证,生殖系统和内分泌系统的疾病多以补肾为主治疗。

(2) 主水:肾是调节水的主要器官,肾有水脏之称。主管水的代谢。

(3) 主骨、生骨髓、通脑:肾藏精,精生髓,髓通脑。按这样的规律来看,如肾气充足,则骨骼健壮有力,头脑聪灵,否则就会有骨弱无力,行动不便,头晕健忘,精神不振。因为牙齿是骨之余,所以肾虚弱的人也有牙齿松动脱落的现象。

(4) 主命门之火:肾是水脏,又有命门之火,一火一水即是一阴一阳,如肾阴、肾阳平衡则为正常,如肾阳(命门之火)衰弱则出现阳痿早泄,肾阳不能温脾出现鸡鸣泄和久泻,如命门火旺则出现梦遗,精神亢进。因为肾火是保持人体活动功能和生殖的主要动力,故叫命门之火。

(5) 主纳气:呼吸由肺所主,但需要肾的协调。肾能帮助肺的呼吸和降气,这就叫肾主纳气,如不纳气则气喘,呼多吸少。

(6) 肾上开窍于耳,下开窍于二阴。

(7) 其华在发。

2. 膀胱的生理病理

膀胱有贮尿排尿的功能,病理表现为尿频、尿痛、尿闭等。

肾与膀胱是表里关系,完成泌尿生殖等功能。

(六) 三焦

三焦是中医六腑之一,按其作用来讲是:上焦指心肺,中焦指脾胃,下焦指肝肾。中医认为,上焦如雾,即主管氧气和营养物质,中焦如沤,即主管腐熟消化,下焦如渎,即主管排泄的作用。

三焦的功能指的是体内某几个脏腑的功能的综合。

二、五脏间的关系

各脏有各脏的不同作用,但完成整体生活的功能都是相互协调,不可分开的,如心、肺可以共同完成血液循环,像心肾、心脾、肝肾、心肝、肝脾等都是密切联系的,在治疗中不可单治一脏,这也是中医理论的独特之处。中医认为"人是一小天",以人比作一个宇宙的关系,就是说明人体活动是缺一不可的,这就是"整体观念"。

气、血、精、津液

气、血、精、津液是人体生命活动的物质基础,来源于先天的精气和后天的空气和饮食。通过五脏六腑而生化,而又去营养脏腑,保持脏腑的活动功能,是互相依存的。

一、气

气是生理功能活动的动力。

(一) 元气

就是正气、真气,是人体活动的主要功能,也是人体的免疫力的反映。

(二) 脏腑之气

是各个脏腑的阳气(功能)。

(三) 卫气、营气

卫气在脉外,在皮肤,有保护内脏、抵御外邪的作用。营气行于脉内,可以生化血液营养全身。气之为病,有气虚、气滞、气逆等。

二、血

血是饮食经过脾胃运化生成的,循环全身,周流不息,以维持人体的正常生理活动和功能。

气和血是不可分割的,通常是气血并提的。中医认为气为血之帅,血为气之母。气行则血行,气滞则血瘀。由此可见气与血,一阴一阳互相配合,进行循环活动。

三、精

一指男女生殖之精,二指饮食营养所化生的精微,是人体生长发育的重要物质。

四、津液

广泛指人体内的体液和水分,津液并提,但实际上津和液之间亦有区别,如脑液、精髓,汗、涕、唾液、胃液各种腺体的分泌物均属此类。

附:痰

痰是体内的致病因素之一,常常痰饮并提,中医之痰不单独指肺部的痰,如痰迷心窍,中风、瘰疬(淋巴结核)、石疽(肿瘤)、瘿疾(甲状腺疾患)、痰湿流注(骨结核、寒性脓肿)等均属痰饮。

病 因 学 说

从发病来讲,中医把正气摆在首位,认为正气充足就身体健壮,免疫力强就不致生病,故有"正气存内,邪不可干","邪之所凑,其气必虚"之说。

在中医病因中,我认为主要有两种,即外因和内因。

外因:风、寒、暑、湿、燥、火、创伤等。

内因:七情内伤、饮食不节、劳倦等。

一、外因

(一) 六淫

在正常情况下,六气是季节气候的规律,如果不正常则为六淫之邪,成为致病因素。

1.风

(1) 外风:风性轻扬,善行多变,发病多,故"风为百病之长"。

特点:①发病急骤,消退也快,病程不长。如风疹等。②有游走性,如风痹(关节炎的游走性疼痛)。③常侵犯肌表和肺卫。

常见的证型有:风寒、风热、风温。

(2) 内风(肝风):由心、肝、肾病变引起。

特点:①突然发病。②表现症状:头晕目眩、心神不宁、震颤、麻木、口眼歪斜,重则猝然晕倒、不省人事、抽搐、角弓反张、偏瘫。

常见热急生风,即高热惊厥(火风);阴虚动风,即中风、高血压、脑血管意外;血虚生风,如低血糖、低血钙。

2. 寒

(1) 外寒

特点:①易伤阳气。②由表入里,易化热。③寒性凝滞,易于滞留,形成疼痛。

常见有风寒、中寒、寒痹。

(2) 内寒:阴盛生内寒,过食生冷造成沉寒积冷。

3. 暑

多发于夏季,分为伤暑、感暑、中暑。

特点:①为热邪多有高热、烦渴、多汗。②易耗伤津液。③暑多夹湿。

4. 湿

(1) 外湿:因气候阴雨连绵,处于雾露湿潮之地。

特点:①湿性重浊。②湿性阴寒、留滞。③湿性污浊。④缠绵难愈。

(2) 内湿:因饮食不节,损伤脾胃,脾阳不振造成。

5. 燥

(1) 外燥(秋燥):气候干燥而发,有凉燥和温燥两种。

特点:①易伤肺。②易伤津。

(2) 内燥:多因吐泻、出汗、出血过多,或热病日久伤津,或治疗上过用汗、吐、下或温燥药物而致。

6. 火

热和火是程度上的区别,热极化火,临床上多为里证,有实火虚火之分。

（1）实火：是六淫之邪入里化热。

特点：①起病急，变化迅速。②易伤津液。③火性上炎。

（2）虚火：内伤引起。

特点：起病慢，病程长。

（二）疠气

中医把传染力强的急性传染病，叫"疫疠"，是疫邪传染的，《黄帝内经》言："五疫之至，皆相染易，无问大小，病状相似"。现在很重视疫疠之气对人体健康的损害，所以在中医的病因基础上建议进行中西医结合治疗。

（三）创伤、虫兽咬伤

属于广义外因致病，此处不展开讨论。

二、内因

（一）七情内伤

喜、怒、忧、思、悲、恐、惊七种情志活动，称为七情。情志的活动主要是人对外界环境的一种正常的反应。如果不过度，不会引起疾病，如反应过度，则使人体阴阳失调、气血不和，导致气血虚弱、功能失调，也容易外感六淫之邪。如思虑过度伤脾，出现食欲不振、腹胀满闷；大怒伤肝则气逆、胸满、胁痛、头晕、耳鸣等。

一般来讲，喜伤心、怒伤肝、忧思伤脾、悲伤肺、恐惊伤肾，这是一般的总结，但是我们应该知道五脏六腑之间是相互影响的，并不是单独出现的。

（二）饮食不节

暴饮暴食、过食生冷、过食肥甘厚味、误食有毒不洁之物均可致病。过食生冷伤脾胃之阳气;过食肥甘厚味可生热、生湿、生痰;饮食过量则成食积。

(三) 劳倦

过度的疲劳可以使气血不和,免疫力减低,成为其他疾病的诱因。

从以上病因学来讲,疾病的发生都有一定的不利因素。大体可以分为内因和外因。但是内外因又是互相影响的。例如七情是内因,但没有外界条件的诱发也不易造成疾病,而外感六淫也是在人体的正气不足时才更容易致病。所以在辨证治疗时不能忽视某一方面,总的原则是扶正祛邪并举,中医提出"正盛邪易去,邪去正易复"就可以说明这个问题。

中 医 四 诊

中医的诊断包括望、闻、问、切四种方法,称为中医的"四诊"。通过四诊可以了解患者的病变、现在的症状,以及脏腑之间的变化关系,通过综合分析,作为辨证论治的依据。

一、望诊

望诊是通过观察神、色、形、态,来了解患者的一般情况,通过看舌的变化进一步了解疾病的性质。对于小儿,还可以通过指纹了解病态。

1. 望一般状态

(1) 精神内容:一个人的精神内容可以反映体质的好坏和病变的所在。例如,精神不好,日久无神,表情呆滞,面色晦暗无光,表示正气已伤;面色苍白,唇色淡,提示血虚;如午后发热,两颧潮红,则为阴虚内热;舌唇发青色,多为肝病。小儿发热,目直视,斜向上吊,为肝风内动,如哭无泪、无涕,则为重病。

(2) 形态:人体消瘦,四肢倦怠,皮肤干枯为气血两虚;体胖食少无力,为脾虚。全身皮肤巩膜发黄,为黄疸,色深如橘、发热为阳黄;色淡如烟熏、无热为阴黄(慢性)。水肿情况,也要区别突然水肿和经常反复水肿,以及面部、全身、下肢不同部位的水肿。出现疹斑(点状为疹、片状为斑),多为内热炽盛所致,鲜红为轻,晦暗为重。

2. 望舌

舌诊为中医诊断的独特方法,中医对舌诊察得特别细致,在临床上可以助于诊断,同时可以早期发现患者的变化。

(1) 舌质:是指舌体的本身,舌与五脏关系密切,可以在舌的部位上提示相应脏器的病变。大致的分法为舌尖部对应心肺,舌边对应肝胆,舌中部对应脾胃,舌根对应肾。在临床上主要从舌的颜色、润泽、形态、活动来观察。

1) 舌的颜色:正常舌为淡红而润泽。如果舌色比正常的淡,为血虚、阳虚或寒证,色淡无苔为气血两亏;淡而润滑为寒,也叫白舌;色泽鲜红而干,是阴虚;鲜红无苔是阴虚火旺,叫阴虚舌,如肺结核、甲状腺功能亢进、糖尿病多出现阴虚舌;舌红绛(深红)属实热证,一般是舌红深热亦深;急性传染病患者、严重感染引起毒血症之患者均可出现红绛舌;舌色由绛转紫而干是热病转入血分的主要标志,多在呼吸循环衰竭时出现;紫而黯多为血瘀。

2) 舌的形态和动态:主要观察舌体的胖瘦、老嫩、干润、裂纹和活动。舌体胖嫩,舌色淡红,舌边有齿痕为虚寒;舌胖大可见于甲状腺功能低下;舌胖大而深红为心脾有热;舌体瘦薄而淡红为气血亏虚;瘦薄而绛为津伤;坚敛苍老为实热;舌生芒刺见于热郁内结,如高热、猩红热、重症肺炎多见;舌上裂纹可见于阴虚营养不良或高热脱水,以及个别的先天性舌裂;舌伸时震颤多见于神经衰弱、甲状腺功能亢进;舌歪多见于中风;舌强直多见于中风、抽搐。

(2) 舌苔:舌苔是由胃气形成,正常舌苔应为薄白,光泽而润,病时就会发生变化,主要是颜色、津液、薄厚的变化,但要排除假象,即染苔的情况。

1) 白苔:属寒、虚,如薄白而滑为外感,白嫩而滑为里虚寒,白滑而腻为内有湿痰,白如积粉是温病。热病发现白中带黄为病邪化热入里。

2) 黄苔:属热证,黄色越深热越重。微黄薄黄为外感风热,黄厚干燥为胃热伤津,黄厚腻为湿热或胃肠积滞。

3) 黑苔:多属里症,一般表示病情较重,如舌苔黑而润滑,舌色淡为寒;黑燥为火盛津枯;黑燥裂芒刺高起为肾气已绝的危症。

3. 望指纹

指纹是小儿食指掌桡侧的表浅小静脉,幼儿皮肤薄嫩易看。由于小儿脉动短小,哭闹不安,不易反映脉象真实性,故对 3 岁以下的患儿以指纹助切诊。小儿指纹主要观察颜色、充盈度。把食指分成三节,第一节为风关,第二节为气关,第三节为命关。辨指纹的要点——浮沉分表里,红紫辨寒热,淡滞定虚实,三关测轻重。

二、闻诊

闻诊分闻声音和闻气味两个方面。

1. 闻声音

即听患者的讲话、呼吸、咳嗽、呃逆的声音。语低断续、少气懒言多属于虚证、寒证,声高有力、烦躁多言多为实证、热证;突然嘶哑是风寒实证,渐渐嘶哑多为肺阴虚;呼吸短促、长吸气后感舒服多为虚证,呼吸急、粗,呼气后舒服多为实证、热证。但不能一概论之,还要与其他诊断结合,否则容易误诊。咳嗽无力为肺气虚;咳声重浊白痰为外感风寒;咳声清亮,痰难咯出多为肺热。呃逆有力、声高,脉见滑实的多为实证,如有烦渴脉数则为热证;无力声低为虚证;在重病患者或头痛患者如发现呃逆,为危险的征兆。

2. 闻气味

包括身体、口腔及各种排泄物的气味。如一见到患者发现有腐败的气味,可能身体上有溃疡疮面;有特殊的臭味,可能有瘟疫(传染病)、肝病、肾病;口臭、口气臭秽多为胃热;酸臭为有宿食。痰腥臭为肺热,臭甚而痰呈脓样为肺痈。另外还有大小便、月经、白带的气味,可参考问诊。

三、问诊

问诊是四诊中重要的环节,通过细致的问诊可以找出疾病的线索。问诊的内容大致与西医相同,但中医有独特之处。古人将问诊总结为歌诀:"一问寒热二问汗,三问饮食四问便,五问头身六胸腹,七聋八渴俱当辨,九问旧病十问因,再兼服药参机变,妇女应问经带产,小儿当问麻疹斑",这是我们可以参考的内容。

1. 寒热与汗

要问清有无发热、恶寒,寒热的程度和特点,以及出汗的时间、性质、多少。

(1) 疾病新起,发热怕冷多是外感表证,发热轻、怕冷重、无汗多是外感风寒表实证;如发热重、怕冷轻、有汗多是外感风寒表虚证。

(2) 寒热往来,如发病时间较短有口苦、咽干、目眩、胸胁满多为半表半里证。

(3) 发热不怕冷、有汗、口渴、便秘多为里实热证。

(4) 慢性病有下午低热、平时怕冷、气短无力、自汗多为阳虚。

2. 头身、胸腹疼痛

主要问清病痛部位、时间、性质。

(1) 头痛、头晕:头痛不止,痛在太阳穴,兼发热怕冷,多为外感;时痛时止兼晕,无寒热,多为里证内伤;偏头痛多为内风血虚;白天痛,劳动过度时痛多为阳虚;夜间疼痛多为阴虚;午后头痛多为血虚;突然头晕多为实证,久眩多为虚证;头痛闷胀如裹多为湿重。

(2) 身痛:全身疼痛,发热怕冷多为外感;久病身痛多为气血不足;腰部疼痛多属肾虚;四肢、关节、肌肉酸麻胀痛,有时痛无定处,多为风寒湿痹。

(3) 胸部:胸痛发热,咳吐脓血多为肺痈(肺脓肿);胸痛潮热,干咳少痰,痰中带血多为肺痨(肺结核);胸痛向肩背放射,胸骨后刺痛,心区压迫感常为胸痹(心绞痛、心肌梗死);胁痛多为肝气不舒。

(4) 腹痛:上腹痛,干呕,吐清水涎沫,遇冷加剧多为胃寒;上腹胀痛,嗳腐吞酸多为食滞;脐周痛,时痛时止,可扪及包块,多为蛔虫;腹痛,发热,便脓血多为湿热下注;腹痛缠绵,大便稀,怕冷,四肢凉多为寒湿。总的规律是:暴痛为实,久痛为虚;食后加重为实,食后痛减为虚;疼痛剧,部位固定,拒按为实,隐痛,无固定部位,喜按为虚。

3. 饮食

要问清患者的食欲、食量、味觉、食后的反应、口渴情况。

(1) 饮食如常为胃气未伤;不欲食、嗳气多为胃有积滞;多食易饥多为胃中实火（胃热消谷善饥）。

（2）口渴喜冷饮，多为胃热伤阴；口渴喜热饮，多为胃阳不足；口淡不渴，常是表未传里或阳虚里寒；口干不欲饮，多为脾虚有湿。

（3）口苦为肝胆有热；口酸为胃肠积滞；口甜为脾有湿热；口淡为虚。

4. 大小便

主要问大小便性质、次数，有无疼痛或出血。

（1）大便秘结：发热、大便燥结常属热证、实证；久病、产妇、老人便秘多为气虚津亏。

（2）大便稀：便前无腹痛，多为脾胃虚寒；黎明腹泻称为五更泄，多为肾阳不足；水样便而有热感，常是胃肠热；便臭有泡沫，泻后腹痛减轻多为食滞。

（3）大便脓血、里急后重、发热腹痛，多为湿热下利。一般大便黑如胶漆为远血，便有鲜血为近血。

（4）小便清长多为虚寒；频数、失禁多为气虚；赤痛、尿少多为湿热；尿血、尿痛多为淋证；口渴、饮多、尿多为消渴病；无尿而膀胱潴留多为癃闭。

5. 睡眠

夜难入睡，心悸健忘多为心脾两虚；虚烦不眠，盗汗，舌红少津多为阴虚；少睡易醒，心烦，口舌生疮多为心火盛；失眠多梦多为肝火旺；梦中惊呼常是胆气虚；梦呓语多属胃热。

6. 耳聋耳鸣

暴聋多为肝胆之火；久聋多为肾虚；耳鸣、心悸、失眠、头晕多为虚证；耳鸣、胸闷、胁痛、口苦、便干、呕吐多为实证。

7. 妇儿特点

（1）育龄期女性：应问婚否、月经情况（期、量、色、质）、白带情况及生育情况。月经提前,经血多深红而浓,口干,舌红多为血热,经血紫黑有块多为实热;月经后延,经量少,淡红而稀,面萎黄多为血虚,伴肢冷多为虚寒;血紫黯成块,下腹剧痛,多为气滞血瘀;经血有臭秽之气多为热,有腥臭之气多为寒;白带清稀常为虚寒,黄稠常为湿热。

(2) 小儿:要问发育史,病史,囟门闭合、走路、讲话的迟早。是否经过预防接种,是否得过麻疹、水痘,哺育情况如何。

问诊的内容是很多的,但是在问患者时要灵活机动,有助于自己的诊断,不可墨守成规、逐条问答,这会引起患者的反感。应该重点的细问,次要的少问,不用的不问。医生要有全心全意为人民服务的态度,对患者要体贴,认真负责,否则患者不与医生配合,对诊断造成困难,并且容易导致误诊,给医患双方造成不必要的损失。

四、切诊

包括对脉搏和四肢胸腹的触诊,此处仅介绍前者。

切脉

中医对脉象的辨认是非常细致的。常见的脉象有浮、沉、迟、数、滑、涩、洪、实、细、虚、长、短、促、结、代、革、牢、微、芤、弦、濡、弱、散、伏、动、疾、紧、缓。

1. 切脉的方法

部位在腕关节掌面桡动脉搏动处(称寸口脉)。将这一部分分为三部,称为寸、关、尺。相当于桡骨茎突水平为关部(中医称之为高骨),关下为寸,关上为尺。诊脉要求:患者的体位舒适,精神安静,如患者活动较大应该休息片刻后再诊。诊时患者掌心向上平放,医生先以中指端放在关部,然后食指放寸部,无名指放在尺部。一般情况下小指稍靠拢,如体高臂长的应该适当分开。小儿可用一指候三脉。诊时的指力有"举、按、寻"的手法,寸、关、尺的脉反映不同脏器的病变。

寸、关、尺对应的意义一般为:左为心、肝、肾,右为肺、脾、命(门)。

2. 脉象的特点

脉象的特点主要包括高低、频率、节律、强弱、大小、势态,用以辨别不同脉象。

正常的脉为一息(呼吸一次)平均脉搏 4~5 次,相当于 72~80 次 /min,不浮不沉,不大不小,均匀和缓,称为缓脉(有时因气血被湿所阻困,也见缓脉,但此时亦兼有其他病脉)。

取法:

(1) 数:至数,辨其迟、数、疾、促、结、代、动、缓。

(2) 形态:辨其长、短、洪、大、细。

(3) 脉体流利性情况:辨滑、涩。

(4) 诊其力量:辨弦、紧、濡、弱、微、虚、实。

3. 脉象

(1) 浮脉类的分类取法及主病

浮——举之有余,按之不足,多主表证。

洪——浮而有力,来盛去衰,主阳盛火亢。

虚——浮大而迟,按之无力,主气血虚。

芤——浮大中空,主亡血伤阴。

濡——浮而柔细,主阴虚,髓竭精伤,也主湿邪。

革——浮、弦、大虚,如按鼓皮,主寒盛中虚,半产崩漏。

散——散大无边,按之即无,主肾气衰败,危险之脉。

微——浮取极细,沉取如绝,主亡阳、气血大虚。

（2）沉脉类的分类取法及主病

沉——重手按压至筋骨乃得，主里证，气滞。

伏——重按着骨乃得，主邪伏在里，阴邪阻郁阳气，痛急。

弱——沉而无力，其细如线，主阳衰久病，精血虚弱。

牢——沉弦实大而长，主寒极腹痛，积聚。

细——沉数极细，如丝不断，主气血虚，诸虚劳损，亦主湿侵腰肾。

（3）迟脉类的分类取法及主病

迟——一息三至，主阳气不足，气血虚寒。

缓——一息四至，无病主胃气，为平脉，有病主湿。

结——脉来缓而时一止复来，主积滞内凝。

代——缓而时止不能还，有定数，主脏器衰败，心脏有疾病者。

（4）数脉类的分类取法及主病

数——一息六至，主热，主虚。

疾——一息七至，主阳气盛极，阴气欲绝，元气将脱的险证。

促——数而时止，主火证气阻，亦主痛肿。

动——数见关中，主痛，主惊，亦主崩中脱血。

（5）长脉、短脉类的分类取法及主病

长——过于本体，主有余，气逆火盛。

实——浮沉皆得，大而长，主邪实壅滞、火盛。

牢——沉弦实大而长。

短——应指而回，不能满布，主元气虚弱、不足之症，如有力则为气郁。

（6）滑涩脉类的分类取法及主病

滑——如珠应指，往来流利，主痰饮、宿食、实热、蓄血、妊娠。

涩——迟细而短,往来难,主血少精伤,气滞血瘀。

(7) 弦脉、紧脉类分类取法及主病

弦——如按琴弦,主肝病、痰饮、气滞。

紧——举如转索,切如绳,主寒邪、疼痛疾患。

八 纲 辨 证

我们把四诊得来的材料(证候等),联系起来进行思索,加以分析、归纳,从而认识疾病发生、发展、变化的规律。根据疾病部位、疾病性质、病情的进退、体质的强弱、精神的好坏、致病因素的盛衰等情况,分类归纳,可概括为表、里、寒、热、虚、实、阴、阳等八个纲。运用八纲进行分析综合,作为辨证纲领的方法,就是中医学理论体系中的"八纲辨证"。

一、表里

是鉴别疾病的部位、内外和病情深浅的两个纲。人体的皮肤、肌肉、经络为外,属于表;五脏六腑为里(其中脏腑相对来看,则脏为里,腑为表)。

1. 表证和里证特点

外感六淫之邪,首先侵犯皮肤、经络,出现发热、恶寒、头痛、身痛、四肢酸痛、鼻塞、脉浮、舌苔薄白等外感初期的症状,称为表证。病情发展到脏腑,出现壮热、潮热、神昏烦躁、口渴、腹痛、大便结或泄、小便赤或不利、脉沉数、舌苔黄干等,称为里证。里证还包括内脏发生的特有症状,如肝脏病的眩晕、胁痛;心脏病的心悸、气促;肺脏病的咳喘;脾病的腹胀、腹泻;肾病的遗精、早泄、阳痿等。

2. 表里的寒热虚实

表证和里证的寒热虚实鉴别表

表证	寒	头痛发热,恶寒无汗,项强背痛,骨节酸痛,舌苔薄白,脉浮紧
	热	发热恶风,头痛,有汗或无汗,口渴,舌尖红,苔薄白,脉浮数
	虚	自汗或汗出恶风,舌质淡,脉浮缓无力
	实	无汗,苔薄白,脉浮而有力
里证	寒	肢冷不渴,恶寒喜热,腹痛便溏,小便清长,舌苔白滑,脉沉迟
	热	壮热口渴,目赤唇红,烦热,小便黄赤,舌质红苔黄,脉沉数
	虚	气弱懒言,纳差倦怠,心悸头晕,舌胖嫩苔淡白,脉沉弱
	实	壮热谵语,神志不清,便秘,腹满拒按,舌苔黄,脉沉实

3. 表里同病

患者有恶寒、发热、头痛的表证,又有胸满不舒、腹胀、腹泻等里证,称为表里同病。但也要辨别寒热虚实。

4. 半表半里

有些患者从症状表现分析,既不全在于表,也不全在于里,而介于表里之间,如出现寒热往来、胸胁苦满、心烦作呕、不欲饮食、口苦、咽干、目眩等,称为半表半里证。

辨别表里主要是了解疾病的深浅部位,病在表的轻,病在里的重,从发展上看由表入里为加重、由里达表为向愈。所以了解了表里就了解了病势的轻重进退,这是掌握疾病变化规律的重要环节。

二、寒热

寒和热也是相对的,主要辨别疾病的两种不同的性质,作为我们用温性药或寒性药的依据。

1. 寒证和热证特点

寒证热证虚实鉴别

热证	实热	高热,烦渴,谵语,声音粗壮,大便秘结,舌红,苔黄,脉数
	虚热	低热不渴或午后微热,倦怠,少食消瘦,舌绛无苔,脉细数
寒证	实寒	四肢逆冷,腹痛,脉沉迟
	虚寒	不欲饮食,口淡吐涎沫,气短,大便稀薄或泻下未消化之物,舌淡白,脉微细

　　凡由寒邪引起的或因身体功能代谢活动衰退(阳虚)所产生的证候为寒证;凡由热邪引起或因身体功能代谢活动过度亢盛(阳盛)所产生的证候称为热证。一般从口渴与否、二便情况、四肢冷热、脉象、舌质、舌苔等方面去辨别。如口渴引饮为热,口淡不渴为寒,大便秘结,小便赤为热,大便稀薄下利清谷,小便清长为寒;脉数为热,脉迟为寒,手足灼热为热,四肢冷为寒。

2. 寒热错杂

　　一般表现为单纯寒热的好分别,但有的患者出现寒热错杂的症状,应进行详细鉴别。如出现头痛、目赤、喉痛、牙痛,但又有大便稀薄、四肢冷凉的情况,在用药时必须注意辨别。

3. 寒热真假

　　当寒热发展到极度严重的时候,有可能出现假象,一般在病情较重时出现。如一个寒极的患者出现身热、面色深红、口渴、手足躁扰不宁、脉洪大等热证表现,但同时又有喜盖衣被,口渴但不欲饮或但欲漱口不欲咽,虽手足躁扰而神志安静,脉虽洪大而无力等表现,则为真寒假热证。如热证极,反而出现手足冷、自汗、脉细等寒证表现,同时见咽干,口臭,舌苔黄干,腹满、按之痛,小便黄,大便臭秽,脉细有力等热证表现,则为真热假寒证。这是临床上要注意的,本质和现象有时不一致,我们治疗时应针对本质,不可被假象所迷惑。

三、虚实

虚实两纲主要是判断病邪的盛衰与人体抗病能力的强弱。虚指正气不足,实指邪气有余。如气弱懒言,自汗少食,便溏,倦怠,心悸,舌质淡嫩,脉虚为虚证;高热烦渴,烦躁谵妄,便秘,胸满胀而痛,舌质苍老,苔干黄糙,脉沉实为实证。

1. 虚证和实证(主要为气血)

气血虚实辨证表

气	虚	面色苍白,精神不振,倦怠乏力,动则气喘,或头晕自汗,大便稀薄,脱肛,子宫下垂
	实	痰多痰滞,胸膈不舒,脘腹胀闷,甚则吐酸水,大便秘结
血	虚	面色与口唇、指甲淡白,或手足麻木挛急,或头晕眼花,心悸不安,心烦失眠
	实	面色与口唇、指甲黯黑或紫黯,身体局部疼痛。产后或经期腹痛拒按,跌仆瘀肿疼痛等

2. 虚实夹杂

因为体质的不同,邪气也有盛衰,所以出现虚实夹杂的现象。在治疗上有"扶正祛邪""攻补兼施""先攻后补""先补后攻"等治法。如女性有干血,出现形体消瘦,肌肉干枯,手足心热,不思饮食等血虚之象,但舌质紫黯,边有瘀点,月经数月未来,脉沉弦有力,为虚中夹实,治当先攻后补,以祛瘀生新。又如臌胀,腹部实大,静脉怒张,舌黄或黑黯,形瘦肢肿,饮食即胀,大小便不利,舌红绛起刺,为实中夹虚,治当攻补兼施。

3. 虚实的真假

指症状虚实疑似,真伪共存的现象。如"大实有羸状,大虚有盛候",此时要看患者体质如何,以及病因、新久、治疗情况、脉有力无力、舌苔舌质情况等。

四、阴阳

1. 阴阳辨证表

阴	望	面色苍白、黯淡,身重蜷卧,无力,舌淡而胖嫩,苔润滑
	闻	语声低,静而少言,呼吸微弱,气短
	问	大便气腥,饮食减少,口中无味,喜热饮,小便清长
	切	腹痛喜按,身寒足冷,脉象沉细迟无力
阳	望	面潮红通红,身热喜凉,狂躁不安,口唇燥裂,舌质绛,苔色干黄,甚则燥裂或生芒刺
	闻	语声高亢,烦躁多言,呼吸气粗,喘息痰鸣
	问	大便或硬或秘,有臭秽之气,厌食,口干,心烦,小便短赤
	切	腹痛拒按,身热足暖,脉象浮、洪、实、数、滑或有力

2. 真阳真阴

是指肾的阴阳来讲的。肾阴不足:腰痛,下肢疲软无力,烦热盗汗,失眠遗精,头晕耳鸣,口燥咽干,颧红,大便秘结,小便短赤,舌红少苔,脉沉细数无力;肾阳不足:腰痛,下肢疲软无力,畏寒自汗,阳痿早泄,精冷头晕,或喘渴身肿,不欲食,便溏,五更泄,面色㿠白,舌肿嫩而滑,脉沉迟。

3. 亡阴、亡阳

是指阴阳衰败,阴阳离绝的危重证候。

	寒热	汗	口渴	呼吸	舌	脉	病性
亡阴	身畏热，手足温	汗多而黏	渴喜冷饮	气粗	红干	数而无力	阴气将绝
亡阳	身畏寒，手足冷	汗多而稀	口不渴,喜热饮	气微	白润	脉微欲绝	阳气将绝

临 证 发 微

中医治学之我见

现代人认为学习中医尚难,其中之原因在于:中医药学是数千年来中华民族与疾病斗争经验的总结,其文字以文言为主,因此理解较难;中医门派太多,令初学者无所适从;用现代科学解之尚少,学习亦难;很多中医在学术思想中很少探索古籍之论,也约束了现代中医的学习。

我个人认为,无论是学习经典古籍还是各家之说,都应有选择性地学习,并且要在临床工作中运用、体会、比较、选择,最终形成自己的临床经验,形成自己的学术观点,这绝不是否定,而是提高。如八纲辨证论述,我个人认为有的不可生硬运用,否则会对个人提高有一定影响,发挥不了个人之见。"阴阳者,天地之道也,万物之纲纪",我认为阴阳之纲不是辨证必用之说,而是中医学的理论基础,所以在辨证中或可省去。如表热实即是阳,里虚寒则为阴,表里在临床上也是从热实、虚寒而辨,如把热实、虚寒辨明,再找表里何难? 所以,我在临床上体会到不能一切皆照本运用,而是都在一个"理"字,关键都在于个人的理解和运用。希望中医学子把理论学习和临床实践相结合,实际运用于临床,为群众解除疾苦,而不是论书论道。例如患者发热恶寒、头身疼痛,并且在近两日发病,平素无基础疾病,此是表热实证(西医之上呼吸道感染），在治疗上立法解表清热解毒即可，所以"繁琐"并不是学习中医之法。尤其现代医学化验、检查手段很多，我主张中西两法结合诊断为好。

在古代医学界，名医也是有个人见解的，如张仲景以伤寒为基础治疗表里之症，吴鞠通以温病（温热病）为基础治疗表里之症，医家个人见解逐步形成个论。在金元时期出现了著名的"金元四大家"，即善用下法的张子和，"寒凉派"的刘完素，"补土派"的李东垣，"养阴派"的朱丹溪，他们都有个人对疾病的理论认识，各自著书立说，并为广大患者治病防病，推动了中医学的发展。难道我们后学者就不能在临床上形成自己的医疗风格？请大家思之。

再谈望闻问切，自古以来中医给患者一个"诊脉知病"的印象误区，这是一个需要较长时间才能改变的问题。我们必须在望诊、闻诊上下功夫，望诊是从患者的行动、体质、舌色、舌苔初步判断出疾病部位及性质；闻诊时要注意，咳而不止、痰鸣、妇科异味、患者的口气都是我们诊断的线索。我个人认为中医辨证的重要依据是问诊，因为只有患者本人最知己病。而问诊是有技巧的，这不是骗人，而是寻病求因之法。一言中之为先，患者认为你的问诊有针对性，就会向你叙述症状、病情，从而你就可以知寒热、虚实，知其病所，拟方用药。

我认为，如今叙述时把"切"诊列为最后一项，也是前人告知同道要以望、闻、问为主，而切脉可以证实诊断无误。中医在临床诊断切脉是不可缺少的，患者也由此认为中医能诊脉知病。但是作为中医大夫应知道，因时代不同，在古代中医的四诊不可缺少，可用脉辨别病之所在，可断病的轻重缓急。所以古代医家就在切脉上下功夫，长期研究实践就成为自己的主要诊断手段，所以才有古人记载的众多脉象。然而在现代的医学诊断上，检查方法种类已大大增加,我们在临床上切脉虽不可少,但是运用的范围却有所缩小,我在临床上只用6个基本脉象(浮、沉、迟、数、弦、滑)即可确定疾病的寒热虚实了。其他的脉象,如结脉对应心律不齐,代脉对应二联律或三联律,疾脉对应房颤,都可以体会并运用于临床,也可用仪器检测确诊。在临床上,脉在正常范围内,可以通过望、闻、问三诊确诊处方,如有异常脉搏,如二联律、三联律等,要进一步检查转诊。如脉症相符即诊治准确,如脉症不符则应详查。脉诊需要医者自己在临床上不断体会总结,加深临床应用,而非言传可得。

中医强调辨证,首先关注的是这个得病的人,即先看人后看病,关注何种体质的人得了什么病。西医从微观入手,先关注是什么病,即患者具体的疾病,先化验检查再决定治疗方案。中医关注宏观,强调因人、因时、因地制宜;西医关注微观,先化验检查再去治疗。中医西医各有优势,个人认为中西医结合为宜,运用现代医学检查手段,配合中医中药辨证论治,疗效更佳。

作为一名医生,首要的是医德,治病救人,一切为了患者的利益,这是我的为医之道,也要求我的学生能够做到;然后才是医术,只有高明的医术,才能给患者提供最好的治疗。医学在发展,希望学生在学习我的经验的同时,发展自己的特点,形成自己的风格。

方剂的临床运用

方剂是中医学的重要组成部分之一,也是中医院校学生的必修课。从古至今,我国历代医家的方剂数以万计,书籍浩如烟海。那么我们如何学习并运用这些方剂呢?

个人认为,中药方剂是中医临床处方的指导工具,但我们在临床运用时并不宜照搬原方。大家要在学习经典的基础上,运用中医思维,总结出自己的组方用药规律。中医处方要运用灵活变通之法,以中医思维为引导,在临床上随症加减,正确运用。只用书中原方治病,做"书本大夫"是不可取的。虽是一病,却不可只用一方,原方照抄更是医之大忌。例如,同是胃脘痛,治疗却不是一方通用的,中医强调三因治宜,在临证中要区分老幼、男女、体质强弱、慢性基础病情况等诸多因素。因此须在辨证准确的基础上自拟处方。也可以在主方的基础上加用小方或单味药,如二妙丸、二至丸、半夏、陈皮等,这些思路均从方剂中提取,在临床上灵活运用,疗效较好。

中医的临证处方是灵活多变的,运用时不能一成不变。个人认为方剂要精简,不可用药繁多。一般而言,方中主药 2~3 味,辅助药 2~3 味,辅佐药 2~3 味,引经药 1~2 味。处方时要从这四个方面拟方,总体不超过 12 味,如果病情复杂,也可以达到 15 味。

在临床上灵活运用方剂,随症加减是中医师必备的能力。但是,临证凑药组方是医之大忌。我们在临床处方中要慎用大寒、大热、大补、大泻之品。组方合理,审慎处方,选择药源丰富、药价低廉、疗效稳定的中药组合,服务群众。

临证处方之法

中医临证处方主要有两个环节,一是辨证,二是在辨证基础上遣方用药。因此,在临床上用药是很关键的一个环节。目前用药的主要思路有古方、经验方、自拟方。但也有少数情况是在临床上随症用药,往往药多而繁乱无章。

我在临床上以自拟方为主,用此方法,可以做到方药简、精、

准。为了便于临床处方辨证用药,我们应在平时验证用药疗效规律,建议使用以下方法:

第一,方基。方基是处方的基础,即治疗各系统的疾病都要找出方子的基础用药。方基以2~3味药为好,这是基础用药,不能减(如患者对某药过敏则例外)。如消化系统疾病(胃脘病),即以川楝子、木香、大腹皮三药为方基。

第二,简方。是在辨证的基础上增加必用药,以寒热虚实的标准选择个人用药,但要求方药要简而明确(君臣)。

第三,成方。在简方的基础上要根据不同年龄、体质和其他慢性病情况,进行调方加减。为求疗效可在简方的用药基础上加佐助或引经药缓解症状。目标是达到整体完善,提高临床效果。

第四,药群。可根据个人的用药习惯,选出针对各系统疾病的药群(可多可少),如补气的黄芪、党参,养血的当归、二地之属。

以上方法有助于指导我们的临证治疗,使处方清晰快捷,增加辨证用药之疗效。

中药的选用之道

中药范围非常广泛,品种众多。植物、动物药包含于山川河海之中,山石草木都是中药材料,现代也开发了不少新的药物品种。中医师要以《本草纲目》为基,临证中灵活地运用中草药,形成自己的用药规律。

在古籍中记载的药用归经、功能大体是一致的,故临床有依据药性功能而用于临床的,有以方剂为基础,自己加减用于临床的,亦有用验方治病者,更有以秘方而传抄者。

所谓"秘方"一般而言有两种:一种是古代皇族御医的方剂,称为宫廷秘方;一种指在民间所谓的"传抄秘方",是群众在日常生活中运用的保健"偏方"。相信"秘方",见病投方而不去求源是不可取的。有知药而不知医者,以药物的功能拼凑而成的治疗方剂也不可用。有的中医自认为博学,选用对症拼药的方法,类似"海方",并无规则。这种不知病因之所在,只知头痛止痛,有热用寒,有寒用热,方解不明,更为医之所害也。

我们在用药上要以诊断为基础,直击病所,以药辅佐兼治症状,在临床上才能有效治疗疾病。在选药上不可机械套用他人经验,但有些常规用药可相同。中医师要熟知药性,在选药时要明确该药主治何者为主,何者为辅,区别用之。即使一种药可治多种病,也应该找出该药在某病例之中的专用功能,不可照书中记录功效随便运用。例如,板蓝根以抗病毒为主,鱼腥草以治疗上呼吸道疾病为主,败酱草以治下焦炎症为主。以上三者虽都是清热解毒药,但需选择适宜者用之。我们临证治疗各科疾病都要有自己的用药规律,找出自己治疗疾病的方剂基础来用药,再辨其寒、热、表、里、虚、实,明确主药,加减以佐药,再适当加引经药而拟方。逐步在临床上形成自己的用药风格。

中医在临床上有两大要点:一是理,二是药。我们在用药之前要对疾病部位(系统)辨证清楚,如肺(呼吸系统)、胃(消化系统),并且要辨明致病原因、新久、寒热以及年龄、男女、体质等。在确诊后,下一步才是用药,中医不是只用一方一法,而是贵在变通,灵活用药。在临床上我主张先定出处方基础,然后随症拟方,这样的优点是用药准确便捷。有些药属平性而专属某脏的,可选出2~3味作为处方基础,如肺系(呼吸系统)疾病,可以选桑白皮、桔梗、鱼腥草作为方基。药群的选择也要按系统进行,而对于气血药就可不按系统分类,如生黄芪、太子参补气,当归、二地养血等,只要辨证清楚,气虚用补气,血虚用养血即可。破血、止血药物也要根据病情适当选用,赤芍、红花、三棱、莪术都能活血化瘀,大蓟、小蓟、仙鹤草及炭类都可止血,但我们要辨其证用其药,不能群药一起上,否则去瘀则伤血,止血则留瘀,这一点不可忽视。中医临床用药之巧在于精,避免处方用药过多,或出现重复用药。

药群的临床运用

中医与西医的治疗特点不同,所观察的角度也并不一致,中医治疗更加灵活,我们在临床当中应该找到并掌握自己适用的药群。站在西医学的角度来讲,寻找药群时可以按照系统来找,例如我们可以从呼吸系统、消化系统、心血管系统等来寻找药群,这需要我们临床当中有丰富的自我体验。

寻找药群的三个标准:①药物要有稳定的效果;②药源丰富;③药物价格低廉。这就需要中医师在临床上有自己灵活运用的经验,通过使用才能知道药物是否具有稳定疗效,对其剂量的把控亦尤为重要。关于药源丰富,是指应以常见药为主,而尽量不用一些“偏门”“冷门”的药物。以咳嗽为例,有风寒、风热、湿痰、寒湿等常见证型,我临床上开宣肺气常用桑白皮与桔梗,此二味宣肺效果较好,而且效果稳定;如以清热解毒为治疗大法,多用野菊花、鱼腥草,其对呼吸系统感染包括急、慢性支气管炎的治疗效果都非常好;如咳嗽因湿痰阻肺为主,则用陈皮、半夏以化痰。这三组药对组成了治疗咳嗽的基础方,然后再根据患者的年龄、体质等考虑用药。例如麻黄虽也是宣肺平喘之品,但如果患者有心脏病、高血压等疾患,则应当慎用或不用麻黄,并要根据年龄来衡量麻黄的用量。再如前胡、白前合用可以辅助以上三组药对的治疗效果,并且本身化痰宣肺的效果也很好。咳嗽者,若偏于肺阴虚者,可酌加沙参以养阴,并将陈皮、半夏减量以减其温燥之性。

以上是我的个人经验,每个医家的用药特点各不相同,所以也不必拘泥于一法。此外我们也不能局限于中医,在病情需要的情况下,也应该结合现代西医的检查手段。例如咳嗽患者若有发热,应完善血常规、胸部 X 线检查。同时我们亦不能滥用这些现代检查手段,要结合患者的实际情况做必要的检查。我认为,不必排斥中西药并用治疗疾病,我们的目的在于治愈疾病,要为患者的健康着想,选择最有效、不良反应最小的药物组合。

清热解毒法的临床运用

清热解毒法是以清热解毒药为主组方,治疗各种热毒证的方法。清热解毒法在临床上应用广泛,如西医学中的感染性疾病、外科痈肿、恶性肿瘤都是本法的适应证。本人临证中运用清热解毒法治疗各科疾病:用于内科病证,如时病方面的风温、暑温、湿温等,杂病方面的胃脘痛、咳嗽、哮喘、肺痈、心悸、泄泻、水肿、淋证、痹证等;用于妇科病证,如带下病、月经不调、阴挺、胞宫癥块等;用于儿科病证,如咳嗽、哮喘、疳积等;用于皮肤科病证,如湿疹、痤疮、带状疱疹等;用于肿瘤科病证,如肺癌、胃癌、食道癌、宫颈癌等。

关于热毒的成因,多由外感六淫或疫毒之邪气,或由内伤七情、五志化火,或由恣食肥甘厚味,酿生湿热。火热壅盛而成毒,热盛化火,火极为毒,令经络阻塞,气血壅滞,营卫不和。因热毒之邪伤及人体脏腑经络各不相同,临床表现亦不尽相同,所以我们在应用清热解毒法时也要灵活,合理配伍,在发掘和继承前人经验的基础上有所创新,通过实践不断扩大临床应用。

1. 应用清热解毒法要合理配伍。临床上通过四诊合参,辨证分析,做出正确的诊断,选方用药合理则是取得疗效的关键。

遣方用药,犹如调兵布阵,中医师一定要精于配伍之道。好医师临证时当如统帅,须熟知药性,这样方能指挥自若,运筹帷幄,决胜千里。清热解毒药如板蓝根、大青叶、蒲公英、紫花地丁、白花蛇舌草、山豆根、漏芦、射干、金银花、连翘、虎杖、野菊花、败酱草、鱼腥草等,均具有清热解毒作用,在临证时如何选择清热解毒药,与哪些药物配伍,是不容忽视的。

如治疗风热咳嗽,症见咳嗽痰稠,咳痰不爽,口渴咽痛,身热头痛,恶风。舌红苔白,脉浮。予桑菊饮加减疏风解表,佐以清热解毒。处方:桑叶10g,菊花10g,杏仁10g,桔梗10g,前胡15g,甘草6g,薄荷(后下)6g,连翘15g,板蓝根20g。

又如治疗痰湿咳嗽,症见咳嗽痰多,痰白黏稠,胸脘满闷,舌红苔白腻,脉滑。予二陈汤加减化痰除湿,佐以清热解毒。处方:陈皮10g,法半夏10g,炙甘草6g,茯苓10g,杏仁10g,前胡10g,蒲公英30g,野菊花20g。

清热解毒药物剂量的选择应依据热毒的轻重。病情重,抗病能力较强者,药物用量宜大;病情轻,抗病能力较弱者,药物用量酌减。一张处方不宜应用多种清热解毒药,通常选取1~3味即可。

例如治疗某男性中年患者,脘满腹胀,恶心呕吐,厌油腻,右胁痛,四肢乏力,大便干燥,小便黄赤,舌红,苔厚腻,脉弦滑。诊断:胁痛。辨证:湿热内蕴,肝脾不和。治以清热利湿解毒,调和肝脾。处方:茵陈20g,栀子10g,熟大黄10g,虎杖30g,泽泻15g,五味子

10g,生山楂 10g,车前子 10g(包煎),鸡内金 10g,焦神曲 10g。

☐ **验案举隅**

王某,男,56 岁。

【初诊】

日期:2012 年 12 月 3 日。

病史:咳嗽 2 周,咳痰色黄,黏稠不易咳出,夜间咳甚,咳则胸痛,咽痒咽干,无发热及呕恶,曾于当地医院就诊,X 线胸片提示:支气管炎。予静脉滴注药物抗感染治疗,症状无明显改善,纳食一般,小便黄,大便可,夜寐不宁。舌红苔白腻,脉弦滑。

中医诊断:咳嗽。

辨证:肺失宣肃,痰热壅盛。

治法:宣肺化痰,清热解毒。

处方:炙麻黄 10g　　射干 15g　　桔梗 20g　　生石膏^(先煎)30g

　　　桑白皮 20g　　陈皮 10g　　法半夏 9g　　前胡 15g

　　　白前 15g　　　白芷 20g　　野菊花 20g　蒲公英 20g

　　　紫花地丁 20g　鱼腥草 30g　土茯苓 30g　细辛 3g

　　　　　　　　　　　　　　　3 剂,每日 1 剂,水煎服。

【二诊】

日期:2012 年 12 月 6 日。

患者服药后咳嗽明显减轻,痰已减少,易于咳出,无胸痛,咽痒、咽干缓解,纳食正常,二便调,眠安。舌红,苔白,脉滑。

处方:首诊方去细辛,继进 3 剂,巩固疗效。

按:患者咳嗽 2 周,虽经抗感染治疗,感染基本控制,但咳嗽症状未减,综合舌、脉、症,辨证为肺失宣肃、痰热壅盛,治以宣肺清热、化痰解毒。方中麻黄宣肺解表、止咳平喘;生石膏清泄肺热、解肌生津,共奏宣肺清热、止咳平喘之功。射干、桔梗开宣肺气、利咽排脓,助麻黄宣肺止咳;桑白皮泻肺平喘、利水消肿,助石膏清热化痰。陈皮、半夏健脾助运、燥湿化痰;白前、前胡相须为用,化痰止咳。野菊花、蒲公英、紫花地丁、鱼腥草、土茯苓清热解毒、除湿散结;白芷、细辛温肺化饮止痛。诸药合用,切中病机,效若桴鼓。

2. 清热解毒法不但具有清热解毒之功,而且有扶正御邪之力。

现代药理研究证实:很多清热解毒药,能提高机体的免疫功能,增强机体抵抗致病微生物的能力,如白花蛇舌草能提高白细胞及网状内皮细胞的吞噬力,所以白花蛇舌草对肠痈、盆腔炎、肿瘤都有一定治疗作用。临床发现对久用抗生素产生了抗药性的患者,改用鱼腥草往往会取得良效,故鱼腥草治疗病毒性肺炎也有一定的效果。在临证治疗许多非感染性疾病和虚寒型疾病时,运用清热解毒法往往可以收到很好的效果。

如某男性患者,患慢性结肠炎病 10 余年,每日大便溏泄数次,腹痛,经西医治疗缠绵未愈,遂来诊。余认为此患者属中医"泄泻"范畴,其脾肾阳虚,不能正常运化,肠道虚寒,不能摄纳,兼有湿热积滞,以致腹痛溏泄经年不愈。中医治法当以健脾、温肾、固涩为主,佐以清热解毒利湿之品,拟方六君子汤合四神丸加减化裁,酌加败酱草、蒲公英,取得了满意疗效。

3. 清热解毒法可应用于外治,内外兼治,相得益彰。本人临床运用清热解毒药外敷治疗疖肿、乳腺炎,外洗治疗寻常疣、足癣、痔疮,疗效显著。1974 年,本人以清热解毒药为主研制出外用滴鼻剂,在流行性感冒暴发时运用,起到了良好的预防和治疗作用。

此外,清热解毒药物大部分在临床治疗时可以变通使用,临床上可以选用药源充足、价格相对低廉的清热解毒药物进行治疗,以减少患者的经济负担。

□ **验案举隅**

患者李某,女,29岁。

【初诊】

日期:2012年8月31日。

病史:外阴瘙痒、性交疼痛1年余,白带量多,月经周期正常,曾于妇产医院诊断为阴道炎,反复治疗未见明显好转。舌红,苔黄,脉弦滑。

中医诊断:带下病。

辨证:湿热下注。

治法:清热解毒,除湿通络。

处方:土茯苓30g　　益母草20g　　野菊花20g　　蒲公英20g

紫花地丁20g　当归20g　　白芷20g　　延胡索20g

12剂,水煎服,每日1剂。

并配合中药煎汤外洗阴道,以增强疗效。

处方:苦参10g　蛇床子20g　野菊花30g

6剂,水煎外洗,每日1剂。

【二诊】

日期:2012年9月17日。

患者诉外阴瘙痒消失,性交疼痛减轻,舌红苔白,脉弦。

处方:土茯苓30g　　益母草30g　　野菊花20g　　蒲公英20g

紫花地丁20g　天花粉30g　首乌藤20g

7剂,水煎服,每日1剂。

配合中药煎汤外洗,以巩固疗效。

处方:苦参10g　土茯苓30g　蛇床子20g　野菊花30g

6剂,水煎外洗,每日1剂。

按:阴道炎是妇科常见疾病,多由不良的生活习惯所导致,临床上以湿热证为多见,湿热互结,流注下焦,日久生虫,虫毒侵蚀外阴故瘙痒、疼痛,亦有直接感染者。本案为湿热下注之带下病,方中重用土茯苓除湿解毒通络,野菊花、蒲公英、紫花地丁清热解毒、散结消肿,当归、益母草养血活血,白芷、延胡索行气活血、通络止痛。诸药合用,切中病机,配合外洗方清热解毒、除湿止痒,疗效显著。

第二部分　本草心悟

中药的性能及应用概论

中医防治疾病的方法内容丰富,可归纳为理、法、方、药。理就是中医的基本理论;通过辨证后得出了治疗方法,即是法;然后根据立法,确定处方用药。中医的用药是一个很重要的部分。例如,同为感冒患者,不少医生诊断对了,但是通过用药后各自的疗效却不一样。又如风寒感冒,在不同时期的药物就要有不同的变化,所以虽然理法都对,但选用的方药不当,也不能得到很好的效果,因此我们一定要掌握中药的性质和功能。在临床治疗方案的用药是很复杂、很广泛的,希望大家都能重视起来。

清代医家唐容川指出:"设人身之气偏盛偏衰,则生疾病。又借药物一气之偏,以调吾身之盛衰,而使归于和平,则无病矣。"中医认为一个患者,主要是由于阴阳的偏盛或偏衰而致病。那么治疗就要用药物去调节这种阴阳不平之偏,达到人体功能的协调,通过我们祖先实践中得出了一个规律,即四气、五味和升降浮沉。

一、四气

又称四性,即寒、热、温、凉的四种属性。其中,凉次于寒,温次于热,但其中有一种药,介于寒热之间的,叫平性药物,因为平性药物在临床治疗中既不属寒也不属热,而在阴阳两种病中都能使用。

例如,杏仁在治疗寒热两型咳嗽患者时都能应用,白及在治疗寒热两型出血患者时都能应用,而杏仁、白及为平性药物,故在药物中只提"四气"而不称"五气"。总的看来,寒凉药具有清热泻火解毒的作用,适用于温热病、阳证;温热药具有温阳救逆散寒的作用,可以治疗寒证、阴证;平性药物作为寒热疾病的配用药物。中医学提到的"热者寒之,寒者热之",就是这种意思。例如生石膏、黄柏、栀子、黄芩、黄连就可以治疗大热、口渴、目赤、脉洪大或实数等阳热证症状;附子、肉桂、干姜就可以治疗四肢逆冷、大便溏泄、腹冷痛、脉沉迟等阴寒证。

二、五味

即酸、苦、甘、辛、咸,是根据人的味觉和嗅觉以及在临床实践中的药理作用而定的,五味可指导临证用药,代表着药物的功能。

酸(涩):有收敛固涩的作用,多用于治疗虚汗、遗精、泄泻、脱肛,如五味子、石榴皮、乌梅、金樱子。

苦:有燥湿泻火的作用,适用于热证、湿证,如黄柏、黄连、龙胆草、大黄。

甘:有补养、缓和的作用,适用于虚证。如党参补气、熟地黄补血、甘草和中。

辛:能散风、行气、活血,适用于外感表证,及气滞、血滞一类病证。如荆芥、薄荷解表,陈皮、香附可以行气,川芎活血。

咸:有软坚润下的作用,治疗痰核、瘰疬、大便干燥,如海藻、海浮石、芒硝;另外还有益肾的作用,如龟甲、鳖甲。

除以上"五味"之外,还有淡味。其主要作用为淡渗利湿,可以加入其他很多药味中,作为配伍用药,加强其淡渗作用,如通草、滑石、薏苡仁,作用是通利小便。

五味配五脏。

五脏	肝	心	脾	肺	肾
五味	酸	苦	甘	辛	咸

这种五味以及五味配五脏为一般规律,不是绝对的,如果用药受到气味的限制,在治疗上形成僵死的定理是不对的,因为在临床上用药是灵活机动的。如苦味可以入心降火,但乳香、没药就不是降火药而是活血止痛药,类似情况是比较多的。还有些药物具有特殊的功能至今未能发现,那就需要我们在今后的临床实践中不断思考总结。

酸咸无升,甘辛无降,寒无浮,热无沉,其性然也。

三、升降浮沉

升降浮沉是指药物进入体内所产生的上升、下降、发散、泄利等作用,根据这种作用来祛除在上、在下、在表、在里的病邪,使之达到纠正上逆下陷之偏。

升浮的药有升阳、发表、祛风、散寒、温里作用,临床上用其治疗在上、在表以及下陷之病,如用麻黄发汗,升麻、黄芪治疗中气下陷,干姜、附子散寒。

沉降药有潜阳、降逆、收敛、渗湿、清热、泻下的功能。临床上用其治疗在下、在里以及上逆的证候。如石决明潜阳治肝阳上亢,用苏子降气平喘,半夏降逆止呕等。

李时珍言:"升者引之以咸寒,则沉而直达下焦;沉者引之以酒,则浮而上至巅顶。"升、降、浮、沉主要取决于药物的气味厚薄和质地轻重,厚是指气味浓厚雄烈,薄是指气味轻清、淡薄。一般说来,升浮药多辛、甘、温、热;沉降药多酸、苦、咸、寒凉。质重者降,质轻者升。

"诸花皆升,旋覆独降",具体到质地,叶、花属轻浮、升散,是质轻的,如苏叶、薄荷之类;质地重为果实、种子,是沉重、下降的,如苏子、磁石之类。

但是也有的不一定如此,牛蒡子是种子,但是有发散的作用;旋覆花质地轻,但有降逆的作用。另外通过药物配伍和炮制有一定的关系。如一个方中是沉降为主,加上轻浮药物就改变了性质;一个方中是升浮为主,加上沉降药物也改变了性质。例如:黄芩、黄连、大黄、黄柏、栀子中加柴胡则有清热解毒作用;在炮制方面如药物用姜制则有发散作用,酒炒有升发作用,醋制有收涩,盐炒即有下行作用。

四、归经

是指药物作用在哪一个脏腑。例如夏枯草清肝热就归于肝经,这个归经我们不作详细讲述,因为归经在主治功能中已经指出来了。总的规律是止嗽化痰药归肺经,调和脾胃的药归胃、脾经等。

五、配伍

几种药配合在一起应用叫配伍。配伍不但使复杂的病情全面兼顾,还可以利用药物互相之间的协同或对抗作用,控制其副作用,加强药物作用,以取得更好的疗效。所以配伍在中医临床处方上是很重要的一部分。医家临床的经验也就是在诊断和治疗用药方面总结出来的。

例如,功用相同的药物配伍,则加强药效,生地黄、玄参配伍就加强滋阴清热作用。功用不同的药物配伍使之产生协同作用。如黄柏与苍术配伍,则可清热而有更强的燥湿作用。

一种药制约另一种药的性能,用对抗的作用改变药性,更好地发挥疗效。如生姜配半夏,不但能消除半夏的毒性,而且能增加半夏除痰止嗽的作用;黄连、肉桂一寒一热,原是不相容的,但这样一配伍则产生原来两药都没有的作用,可以治疗失眠。

如单用一个药的叫单方。这个药的剂量较大,解决问题准确,但在诊断上一定也要准确。

六、禁忌

中药在一般情况下没有什么副作用,但在长期的实践中,也找到了一些相反、相畏的药物,所以有十八反、十九畏的规定。从目前看,这些规定不是死的,要灵活,在古今也有用反药治病的例子。有人用甘草水冲服甘遂来治疗腹水,党参与五灵脂同用可以止痛补肺,也没发生什么反应,这些有待于我们在实践中去研究。

十八反:

本草明言十八反,半蒌贝蔹及攻乌。

藻戟芫遂俱战草,诸参辛芍叛藜芦。

妊娠禁忌:主要是毒性强、药性猛烈、通经祛瘀、破气攻下的药物慎用。但这并不是绝对的,《素问·六元正纪大论》云:"有故无殒,亦无殒也",例如妊娠恶阻、呕吐者可以稍用半夏、枳实之属。

服药禁忌:要根据病情而定,例如消化道疾病患者,我们要让患者吃易消化的淡素食物,不可过食肥厚;有里寒的患者要忌生冷;有神经系统疾病的患者要忌刺激性强的食物。对于一般患者不应用忌口来限制患者,以免造成营养不良而复生他患。

七、对药物毒性的认识

药物都有两面性,一个方面是治疗所用的药性,另一个方面是毒性。即对人有有利的一面也有不利的一面,对这个问题我们医务人员要非常注意,不要忽视任何一方面。如医家怕毒性而不敢用药,而使疾病发展;或求病急愈而不管药物对人体的毒性反应,这都是不对的。

中医把药分成大毒、常毒、小毒、无毒。又提出:大毒治病十去其六,常毒治病十去其七,小毒治病十去其八,无毒治病十去其九。谷肉果菜,食养尽之。无使过之,伤其正也。

中毒主要在药物中含有生物碱而中毒,不同药物因所含生物碱有异,因而造成的中毒现象也不一样。

有的中药名称相近或相似,但用法不同,更应注意。例如白附子和附子不是同种,作用和毒性也不一样。中药的炮制也是一种去毒的办法,如制附子、制半夏的毒性就比生药减小了。

八、用量

中草药的用量,安全范围比较大,临证中选择药物用量的依据如下。

根据药物性能:一般而言,药物要依质地轻重衡量,如代赭石、磁石、珍珠母要量大,竹叶、通草、桑叶要量小;发散芳香之品宜轻,厚味滋补之品要重。有毒、峻烈的药物用量要小,必要时逐步增加药量。

根据配伍剂型:单方要重,复方要轻;主药要重,辅药要轻;汤剂要重,丸剂、散剂要轻。

根据病情缓急:轻病轻用,重病重用。还有的中药用量不同可以改变作用,如红花少用养血,多用破血;黄连少用健胃,多用泻火。

根据患者情况:体质健壮用量宜重,年老体弱用量宜轻,妇女

儿童用量要轻,如 10 岁以上未成年人用量为一般成人的一半,10
岁以下儿童用量一般为成人的三分之一。

九、服法

补益药在餐前服用,对胃有刺激的药餐后服,驱虫攻下药宜空
腹服,治疟疾时宜在发作之前服药,安神药在睡前服。温服药为多,
有时可根据病情选择冷服、热服。

解表药应用体悟

凡以发表散邪,解除表证为主要功效的药物,称为解表药。临床上表证有风寒、风热的区别,所以形成了辛温解表药和辛凉解表药两类。一般发热轻、恶寒重用辛温解表药,发热重、恶寒轻用辛凉解表药。

解表药除解表之外,有些还有其他的作用。①透疹:如浮萍、柽柳;②开宣肺气、止咳平喘(适用于表邪犯肺证):如麻黄、苏叶、细辛;③消肿:如麻黄有行水作用,可以治疗腰以上肿;④行痹止痛:如桂枝、防风、白芷。

应用解表药注意事项:①发汗不宜过多,以防耗伤阳气和津液,汗为心之液,对自汗、盗汗、表虚不固、热病后、失血、疮痈肿毒及阴虚低热患者应不用或慎用解表药;②中病即止,不可反复使用解表药,以防伤耗津液;③根据季节用药,春夏汗易泄,解表药用量宜小,秋冬可以用量稍大;④煎药的时间不宜过久,因大部分解表药含有挥发油,易挥发,久煎可导致药效降低。

辛温解表药

麻黄

【性味】辛、微苦,温。

【归经】肺、膀胱经。

【功效】发汗,平喘,利水。

【主治】

1. 外感风寒引起的恶寒发热、无汗、头痛、身痛。用以发汗解表。

2. 风寒袭肺,肺气不宣引起的气喘、咳嗽等实证。

3. 风水,有通调水道,利水消肿之功,如越婢汤(麻黄、甘草、石膏、生姜、大枣)。

【常用量】3~9g。

【按】麻黄发汗,麻黄根止汗;麻黄生用发汗,炙用平喘。

麻黄与桂枝配伍加强发汗作用;与杏仁配伍可加强平喘止咳作用;与茯苓配伍加强利水作用;与石膏配伍清热平喘,则不发汗。

麻黄中的麻黄碱能使血管收缩、血压升高,缓解支气管平滑肌痉挛而起到平喘作用;伪麻黄碱具有利尿平喘作用;挥发油可抗病毒、抗菌。心脏病、高血压患者慎用。

桂枝

【性味】辛、甘,温。

【归经】心、肺、膀胱经。

【功效】发汗解肌,温经助阳化气。

【主治】

1. 外感风寒表虚证,症见恶风、发热、自汗、头痛。如桂枝汤(桂枝、白芍、甘草、生姜、大枣)。

2. 风寒湿痹,肩背肢节酸痛(桂枝通行手臂)。

3. 血寒经闭、痛经。

4. 阳虚、脾不运水而成的痰饮、蓄水证。

【常用量】3~9g。

【按】桂枝发汗力弱,通经脉作用强,其性辛温,实热证忌用。桂枝含挥发油,能刺激汗腺分泌,扩张皮肤血管,强心,抗炎,抗过敏。

紫苏

【性味】辛,温。

【归经】肺、脾经。

【功效】紫苏叶:发表散寒。

　　　　紫苏梗:理气安胎,解鱼蟹之毒。

　　　　紫苏子:化痰平喘止嗽。

【主治】

1. 紫苏叶用治感冒发寒,发热恶寒,头痛鼻塞,兼见咳嗽或胸闷不舒者。

2. 紫苏梗主治脾胃气滞之胸闷、呕吐,或妊娠恶阻,胸腹满闷。

3. 紫苏梗可解鱼蟹毒。

【常用量】3~9g。

【按】紫苏药用来源为同一植物,但其各个部分的作用不同。紫苏叶能扩张皮肤血管,刺激汗腺分泌。

荆芥

用药部位:茎叶、穗。

【性味】辛,温。

【归经】肺、肝经。

【功效】解表散寒,炒炭止血。

【主治】

1. 外感风寒之头痛头晕、发热咳嗽、咽喉肿痛。

2. 吐衄下血,治疗衄血、便血、崩漏等血证。

【按】本品茎叶、穗入药,茎叶称荆芥,穗称荆芥穗,荆芥穗发汗力较强。荆芥多与祛风湿药同用治疗风湿病,炒炭止血。本品还可以治疗外伤疮疡肿毒,因荆芥有加强皮肤血管循环的作用,可以分解吸收皮肤病变组织。

防风

用药部位:根。

【性味】辛、甘,微温。

【归经】膀胱、肝、脾经。

【功效】祛风解表,散风除湿,止痛解痉。

【主治】

1. 外感风寒引起的头痛、头晕目眩、背痛项强、关节酸痛。

2. 风湿痹证。

3. 破伤风。

【常用量】3~9g。

【按】防风经常与荆芥同用,荆芥散表力强,防风祛风力强,均是治风寒要药。防风亦可治疗皮肤病。

细辛

用药部位:全草。

【性味】辛、温,有小毒。

【归经】肺、心、肾经。

【功效】散风祛寒,通窍止痛,下气除痰。

【主治】

1. 外感风寒引起的发热、流涕、头痛。

2. 风寒湿痹,牙痛。

3. 水饮痰阻引起的咳嗽气喘。

【常用量】0.9~3g。

【按】本品性热,并能耗正气,故用量不宜过多,对气虚、阴虚火旺及温热病应慎用。此外,细辛有麻醉作用,可用于治疗牙痛。

白芷

用药部位:根。

【性味】辛,温。

【归经】肺、胃、脾经。

【功效】通窍发汗,散风除湿,活血排脓。

【主治】

1. 外感风邪引起的头晕、头痛、牙痛、鼻塞。

2. 皮肤风湿之瘙痒、痈疽疮毒。

3. 女性下焦寒湿之脐腹冷痛、闭经、赤白带下。

【常用量】3~10g。

注:白芷常与散风止痛药群同用,有很好的止痛作用。防风、细辛、白芷同用,可治疗牙痛。白芷外用有很好的抗菌作用,烧伤病可用白芷油纱条抑制铜绿假单胞菌。

生姜

用药部位:根茎。

【性味】辛,温。

【归经】肺、脾经。

【功效】发表散寒,温中止呕,止嗽化痰。

【主治】

1.外感风寒,表实无汗。

2.胃寒呕逆,生姜为呕家之圣药。

3.咳喘,可温化寒痰。

4.解半夏、南星之毒。

【常用量】3~9g。

【按】生姜能加强血液循环,刺激胃液分泌,加强胃肠功能,助消化。生姜通过炮制后作用发生变化。煨姜辛散力量弱,温中止呕力强;干姜温中祛寒,回阳力强;炮姜守而不走,烈性较生姜减弱,具有温中散寒、温经止血之效。

葱白

用药部位:根部鳞茎。

【性味】辛,温。

【归经】肺、胃经。

【功效】发表通阳。

【主治】

1.外感风寒引起的头痛、发热、无汗。

2.里寒外热,腹泻腹痛、肢冷,葱白可通达表里阳气。

3.外洗治疗诸毒疮肿。

【常用量】3~10g。

苍耳子

用药部位:果实。

【性味】辛、苦,温,有小毒。

【归经】肺、肝经。

【功效】发汗,散风,除湿。

【主治】

1. 外感风寒引起的头痛、鼻渊、鼻流浊涕。苍耳子、辛夷、白芷、薄荷配伍,可治疗鼻炎。

2. 风寒湿痹,关节痛。

【常用量】3~10g。

【按】苍耳子多用可致中毒。鲜苍耳子全草煎煮外用,可治疗关节炎及梅毒性神经炎。

辛温解表药作用小结

麻黄	发汗力强,用于表实证,又可行水,止嗽平喘
桂枝	发汗力弱,用于表虚,有通阳化气之功
紫苏	散寒力强,理气止咳
荆芥	散风力强,炒炭止血
防风	祛风胜湿
细辛	散寒通窍
白芷	散风除湿,止痛
生姜	温胃止呕,化痰,解毒
葱白	通达阳气
苍耳子	治鼻渊、关节炎

辛凉解表药

薄荷

【性味】辛,凉。

【归经】肝、肺经。

【功效】散风热,清头目。

【主治】

1. 外感风热或温热病初起之发热、无汗、头痛、目赤、咽痛、口腔炎。

2. 上焦风火引起牙痛、目疾。

【常用量】3~6g。

【按】薄荷主要作用成分是挥发油,容易析出,所以在汤剂中要后下。薄荷还有麻痹末梢神经的作用,外用可止痒。

牛蒡子

【性味】辛、苦,寒。

【归经】肺、胃经。

【功效】疏散风热,宣肺利咽,解毒透疹。

【主治】

1. 外感风热,咽喉肿痛。

2. 斑疹不透。

3. 痈肿疮毒。

【常用量】3~9g。

【按】牛蒡子用时要打碎,具有解毒、消炎作用;根可以通便,促进血液循环;叶外敷有消炎止痛的作用。

桑叶

【性味】苦、甘,寒。

【归经】肺、肝经。

【功效】疏散风热,清热平肝,凉血明目。

【主治】

1. 外感风热,与菊花配用。

2. 肝阳上升引起头晕、目赤肿痛。

3. 肺热引起的肺气不降,咳嗽。

【常用量】3~9g。

菊花

【性味】辛、甘、苦,微寒。

【归经】肺、肝经。

【功效】散风热,平肝明目,解毒。

【主治】

1. 外感风热引起的发热、头昏痛。

2. 肝经风热或肝火上攻所致的目赤肿痛、目疾。

3. 肝风头痛及肝阳上亢之头痛、眩晕。

【常用量】3~9g。

【按】杭菊花能降血压。

柴胡

【性味】苦,平。

【归经】肝、胆经。

【功效】和解退热,升举阳气,解郁调经。

【主治】

1. 半表半里证,寒热往来。

2. 肝气郁滞之胁下胀痛、月经不调。

3. 中气下陷引起的脱肛、子宫脱垂。

【常用量】3~9g。

【按】柴胡有清热作用,因含有皂苷,服后易引起呕吐,宜以半夏、生姜之药辅佐。

葛根

【性味】辛、甘,平。

【归经】脾、胃经。

【功效】解肌退热,生津止渴,透发斑疹,升阳止泻。

【主治】

1. 表寒外郁,里热闭郁之但热不寒、项背强。

2. 热邪入里,热迫泻利(葛根芩连汤)。

3. 瘾疹不出,发热不退。

【常用量】3~9g。

【按】葛根生用有解肌清热、生津作用。煨用可清脾胃虚热而止泻,汗多体虚者慎用。近年来,因葛根有扩张血管、降低血压作用,所以用其治疗冠心病、脑血管病。葛花有解酒功效。

蔓荆子

【性味】辛、苦,凉。

【归经】肝、胃、膀胱经。

【功效】疏散风热,清利头目。

【主治】

1. 外感风热引起的头痛、头晕、目赤、牙龈肿痛。

2. 湿痹拘挛。

【常用量】3~9g。

【按】蔓荆子有清肝作用,多用于肝热头痛。

蝉衣

【性味】甘,寒。

【归经】肺、肝经。

【功效】散风祛热,透疹,镇痉安神,退翳。

【主治】

1. 外感风热之头晕头痛、咽哑喉痛。

2. 风疹块,可止痒散风。

3. 小儿惊风及破伤风,抽搐痉挛。

4. 风火目赤,可退云翳。

【常用量】3~10g。

【按】蝉衣可降低横纹肌紧张,解除痉挛,治疗破伤风。孕妇忌服。

辛凉解表类中药作用小结

薄荷	发汗力较强,又能清利头目
牛蒡子	清宣肺气,清咽止咳
桑叶	平肝明目,润肺止咳
菊花	平肝明目
柴胡	和解表里,治往来寒热,引阳气上升
葛根	解肌,生津,止泻,降压
蔓荆子	主治头痛
蝉衣	透疹,治咽哑喉痛、破伤风

祛暑药应用体悟

此类药物能治疗暑天暑病,例如暑天感寒、暑热、暑湿之类,所以药物具有解表、清热、化湿等作用。但这类药物必须与其他有关药物配伍应用,才能达到效果。

香薷

【性味】辛,微温。

【归经】肺、脾、胃经。

【功效】发汗解暑,和中利湿。

【主治】

1. 暑湿感冒之恶寒、发热无汗、头痛身重。

2. 过食生冷引起的腹痛腹泻。

3. 水肿,小便不利。

【常用量】3~9g。

【按】本药有较强的发汗作用,暑季无表证者不宜使用,香薷有"夏月麻黄"之称,常用服药方法是温凉服用,其目的是减轻热量吸收,避免过度发汗。

藿香

【性味】辛,微温。

【归经】脾、胃、肺经。

【功效】芳香化湿浊,理气和胃,止呕止泻。

【主治】

1. 夏季伤于暑湿引起的胸膈满闷、腹痛吐泻。

2. 中焦湿阻导致的食欲不振。

【常用量】3~9g,鲜品用量加倍。

【按】藿香与佩兰同用加强藿香化浊作用,虚火上炎者慎用。藿香叶偏于发表,藿香梗偏于和中,鲜用清暑化湿。

佩兰

【性味】辛,平。

【归经】脾、胃、肺经。

【功效】芳香化浊,调和脾胃。

【主治】

1. 夏季伤于暑湿,症见头胀、胸闷、身重。

2. 湿浊困脾所致的腹胀、食欲不振。

【常用量】6~12g。

【按】佩兰与藿香同用,对流感病毒有抑制作用,可在流感的治疗中辨证应用。

白扁豆

【性味】甘,微温。

【归经】脾、胃经。

【功效】和中化湿,补脾止泻。

【主治】

1. 脾虚生湿,食少便溏,宜炒后与山药、白术同用。

2. 伤于暑湿引起的腹痛、吐泻,宜生用。

3. 妇科白带症。

【常用量】9~12g。

【按】扁豆皮及扁豆花均可入药,对泻痢有效。

祛暑药作用小结

香薷	发汗力强,故被称为"夏季麻黄"
藿香	行气和中,止吐、止泻
佩兰	较藿香力弱,治口中黏腻、食欲不振
白扁豆	健脾化湿止泻

利水渗湿药应用体悟

当人体调节水液功能失常,体内停蓄水湿,外溢则为水肿,内停而为胀满,上攻成痰饮而成喘满、咳嗽,下蓄而小便不利,常见于黄疸、水肿、湿温、风湿、淋浊、疮疥、水泄、痰饮等疾病。利水渗湿药具有通利小便、渗利水湿的作用,促进体内水液的排泄,减少蓄积。

利水渗湿药临床应用:①化湿,治疗湿邪在表,与风寒搏结。②燥湿,治疗水湿停于中下焦,用苦燥之药,如黄芩、黄柏、苍术、草果之类。③利湿,治疗湿在下焦,如小便不利、水肿、淋病等。利湿又分为三类,第一,淡渗利湿,不偏寒热,淡味药多利湿,如茯苓、猪苓之类。第二,清热利湿,药性偏寒,如茵陈、泽泻、车前子、海金沙之类。第三,温阳利水,淡渗利湿药配伍温阳药。

注意:①祛湿药伤阴,津液不足及老年人慎用。②利湿药有通降作用,孕妇或遗精患者慎用。③湿邪易伤阳气,用药不能过于清利,以免更伤阳气。④阳虚水肿及子肿病,应于利水药中加补益脾肾药。

茯苓

【性味】甘,平。

【归经】心、脾、肾经。

【功效】利水渗湿,补脾宁心。

【主治】

1. 小便不利,水肿。

2. 脾虚泄泻,心虚惊悸、健忘。

【常用量】9~18g。

【按】茯苓为临床常用药,色白者为白茯苓,长于健脾利湿;色红者为赤茯苓,长于清热利湿;抱松根而生长者为茯神,长于宁心安神。茯苓皮善于行水消肿。

猪苓

【性味】甘,平。

【归经】肾、膀胱经。

【功效】利水渗湿。

【主治】

1. 小便不利,水肿。

2. 淋证,带下,泄泻。

【常用量】6~15g。

【按】猪苓利水作用强于木通、玉米须、竹叶等,药性偏寒,对热性的水湿证较适宜,通常与泽泻同用。

车前子

【性味】甘,寒。

【归经】肾、肝、肺经。

【功效】利水渗湿,清热明目,化痰止咳。

【主治】

1. 淋病之小便不通、小便赤涩,暑湿泄泻,泌尿系统感染。

2. 肝热引起的目赤涩痛。

3.肺经痰热引起的喘咳。

4.泻痢,黄疸。

【常用量】6~12g。

【按】车前子用时包布袋入煎,车前子有降压作用。车前草能利尿通淋,还有凉血作用,可治衄血、尿血。

泽泻

【性味】甘,寒。

【归经】肾、膀胱经。

【功效】利水,渗湿,清热(虚热)。

【主治】

1.由于湿热引起的小便不利、淋浊、癃闭、水肿。

2.肾阴虚火动引起的遗精、头目眩晕。

【常用量】6~10g

【按】泽泻与黄柏同用降肾火效强,现代药理研究泽泻可降压、降胆固醇,治疗脂肪肝。

滑石

【性味】甘,寒。

【归经】胃、膀胱经。

【功效】清热解暑,利尿除湿。

【主治】

1.暑热烦渴、腹泻。

2.小便不通,热淋刺痛,结石,尿血。

【常用量】9~30g。

【按】内服保护肠道黏膜,有消炎止泻作用。外用可保护创面,吸收分泌物,促进结痂。本品甘寒滑利,无明显湿热者及孕妇慎用。

茵陈

【性味】苦,微寒。

【归经】脾、胃、肝、胆经。

【功效】清湿热,退黄疸。

【主治】

1. 湿热内蕴引起的身热、小便赤涩、湿疮。

2. 急、慢性黄疸型肝炎。

【常用量】10~30g。

【按】茵陈对脾胃湿热之黄疸有效,由蓄血引起的发黄慎用。茵陈治疗阴黄与附子、干姜同用;配合蒲公英、大黄、柴胡、金钱草可治疗胆囊炎、胆石症。

薏苡仁

【性味】甘、淡,微寒。

【归经】脾、胃、肺经。

【功效】利水渗湿,除痹,清热排脓,健脾止泻。

【主治】

1. 湿热引起的小便不利,尿急、尿频,水肿。

2. 毒热壅盛,肺痈吐黄脓血,肠痈脓已成。

3. 脾虚湿困之腹胀、泄泻、水肿。

4. 湿盛引起的痹证、关节痛、肌肤麻木不仁。

5. 对皮肤痈肿有一定疗效。

【常用量】15~30g。

【按】薏苡仁生用渗湿利水,炒用健脾止泻,其补脾之力次于白术,药力和缓,可以大剂量应用。对无湿及津亏者不适用。薏苡仁根味甘性微寒,可清热、利尿、驱虫,治肺痈、尿路感染、结石、肝炎、蛔虫,常用量 15~30g。

防己(木防己、汉防己)

【性味】大苦、辛,寒,有小毒。

【归经】膀胱、肾、脾经。

【功效】利水清热,祛风止痛。

【主治】

1. 湿热壅盛,风水之水肿,小便不利、涩痛。偏虚与白术、黄芪配伍,偏实与葶苈子、二丑配伍。

2. 风湿热痹引起的周身关节痛。

3. 疮疡诸症,清血分之热。

【常用量】3~9g。

【按】汉防己善治下半身肿,木防己善治上半身肿,对心脏、肾脏病水肿宜用。本药苦寒败胃,可引起腹胀、恶心、呕吐,故用量不宜过大,对阴虚患者慎用。现代研究表明,汉防己可以消炎止痛、扩张血管、降低血压,小剂量可利尿。木防己长于治疗神经痛,对肋间神经痛、胸痛、肌肉痛、外伤痛均有良效。

木通

【性味】苦,寒。

【归经】心、小肠、膀胱经。

【功效】泻火利尿,通经下乳。

【主治】

1. 湿热郁结引起的小便赤涩热痛、尿血、心烦、口舌生疮、喉痹咽痛。

2. 血脉壅滞之闭经、乳汁不通。

【常用量】3~9g。

【按】本药对肾虚滑精、无湿热者及孕妇慎用。木通苦寒降心火而入血分，是治疗淋病、尿赤、尿血之要药。通草泄肺热而行气分，利小便消水肿。

瞿麦

【性味】苦，寒。

【归经】心、小肠、膀胱经。

【功效】清热利湿，行血祛瘀。

【主治】

1. 热淋，下焦湿热，尿血。

2. 治疗血热瘀滞，可通经下血。

3. 外用治疗红肿疮毒，可消肿止痛。

【常用量】9~30g。

【按】瞿麦与白茅根、地骨皮、大小蓟配伍治疗热淋、尿血热重于湿者效佳。孕妇及脾肾亏虚者慎用。

萹蓄

【性味】苦，寒。

【归经】膀胱经。

【功效】利水通淋，清热杀虫。

【主治】

1. 膀胱湿热之小便淋漓涩痛、尿血。

2. 湿热内蕴之黄疸。

3. 湿毒浸于皮肤引起的疥疮、外阴瘙痒。

4. 虫积腹痛,可杀蛔虫、钩虫。

【常用量】9~30g。

【按】本药多与木通、车前子配伍,加强清热利水作用。

赤小豆

【性味】甘,平。

【归经】心、小肠经。

【功效】利水消肿,解毒排脓。

【主治】

1. 水湿不化之小便不利、水肿、泄泻下利。

2. 毒热壅滞之痈肿热毒、乳腺炎等,可外敷。

3. 湿热内蕴之黄疸。

【常用量】9~30g。

【按】赤小豆善于下行,清下焦之湿热。

地肤子

【性味】甘,寒。

【归经】肾、膀胱经。

【功效】清湿热,利小便。

【主治】

1. 膀胱湿热引起的小便不利。

2. 皮肤湿热引起的疮疡瘙痒。

【常用量】10~30g。

【按】对过敏性皮疹及荨麻疹有效。

玉米须

【性味】甘,平。

【归经】肝、肾、膀胱经。

【功效】利尿,降压。

【主治】肾炎,水肿,黄疸,糖尿病。

【常用量】15~30g。

糠谷老

【性味】咸,微寒。

【归经】脾、肾经。

【功效】清热利水,祛湿消肿,解渴除烦。

【主治】

1. 水肿,单味药即可。

2. 小便不利,心烦口渴。

【常用量】6~15g。

利水渗湿药作用小结

茯苓	补脾宁心
猪苓	利水效强,无宁心作用
车前子	清利湿热,清肝明目
泽泻	清利湿热,泻肾火,除痰饮
滑石	解暑,止渴,除烦
茵陈	清湿热,治黄疸之要药
薏苡仁	健脾化湿,治肠痈、肺痈

防己	清利下焦湿热,祛水肿,治风湿痹痛
木通	泻火通淋
瞿麦、萹蓄	均有利尿之功效
赤小豆	利水消肿,治疮疡
地肤子	清湿热,治湿疮、瘙痒、皮肤病
玉米须,糠谷老	皆能消肿

祛风湿药应用体悟

本类药物有祛风胜湿的作用,可用于治疗痹证。

痹证的形成主要是因为风、寒、湿三邪互相搏结,阻滞于经络,气血循环障碍而成。由于风、寒、湿邪的偏盛不同,故反映在症状上有所不同。一般而言,三者各有特点。风胜:因风邪善行数变,有游走性,故痹痛游走不定;寒胜:沉寒多痛,故痹痛较重;湿胜:湿性黏腻重浊,积于肌肤关节则沉重而麻木不仁。若风、寒、湿痹日久化热,可形成热痹,临床表现为发热、关节红肿热痛。

治疗风寒湿痹,除用祛风湿药物外,要根据辨证,配伍应用补气、活血、通经、发表等药物,方能到达满意的效果。凡有伤津、失血、阴虚的患者,要慎用祛风湿药。

羌活

【性味】辛、苦,温。

【归经】膀胱、肾经。

【功效】发表散风,胜湿止痛。

【主治】外感风寒湿邪,症见恶寒发热、头痛、颈项强痛、肩背关节酸痛;多用于上半身的疾患。

【常用量】3~9g。

【按】羌活性烈,能直上巅顶,横引肢臂,正盛邪实用之为宜。羌活药酒可治面神经麻痹症。

独活

【性味】辛、苦,微温。

【归经】膀胱、肝、肾经。

【功效】祛风湿,止痛。

【主治】风湿痹阻,腰膝酸痛而沉重者。

【常用量】3~9g。

【按】本品适用于下半身风湿痛,比羌活药性更为缓和。独活入足少阴而治伏风,羌活入足太阳而治游风。临床上,风湿内侵而全身俱痛者,羌活、独活二药合用效果好。现代药理研究表明,独活具有抗关节炎、镇痛、催眠作用,还能扩张血管、降低血压、兴奋呼吸中枢。

秦艽

【性味】辛、苦,平。

【归经】胃、肝、胆经。

【功效】祛风除湿,和血解热。

【主治】

1. 风湿痹证之肢节酸痛、筋脉拘挛不遂。

2. 骨蒸劳热,小儿疳积,湿热内蕴之黄疸、二便不利。

【常用量】3~9g。

【按】现代研究表明,秦艽有解热、抗炎、降压作用,可治疗关节炎。

威灵仙

【性味】辛、咸,温。

【归经】膀胱经。

【功效】散风祛湿,行气通络。

【主治】风湿痹证,风邪偏盛之关节不利、肌肉麻痹。

【常用量】3~9g。

【按】威灵仙能行十二经,是祛风药中善走者之一,能通络,治四肢麻木疼痛,与附子、桂枝、当归配伍有祛寒湿止痛作用;与砂仁合用,有软坚的功能,有人用其治疗骨质增生硬化。鲜威灵仙加醋浸泡外洗可治疗腮腺炎。

五加皮

【性味】辛,温。

【归经】肝、肾经。

【功效】祛风湿,强筋骨。

【主治】

1. 风湿痹证,肝肾不足,湿邪偏盛之下肢痿弱、关节酸痛。

2. 湿郁皮肤之皮肤水肿、瘙痒,小便不利。

【常用量】3~9g。

【按】五加皮分两种,本书所述为南五加皮。北五加皮有毒,有强心利水作用,然具有毒性,不可过量或久服。

木瓜

【性味】酸,温。

【归经】肝、脾经。

【功效】舒筋活络,和胃化湿。

【主治】

1. 腓肠肌痉挛、腰膝酸痛无力。

2.湿盛引起的呕吐泄泻、消化不良。

【常用量】3~9g。

【按】木瓜能生津止渴,温通肌肉之湿滞,兼可平肝、舒筋脉,敛收耗散之津液。应注意不能过量,因本品味酸,过用易造成癃闭。

豨莶草

【性味】辛、苦,寒,有小毒。

【归经】肝、肾经。

【功效】祛风除湿,利关节,强筋骨,平肝阳。

【主治】

1.风湿热引起的皮肤瘙痒。

2.风湿痹证之关节疼痛、腰膝酸软、肌肉麻痹。

3.肝阳上亢之头目眩晕、四肢麻木。

【常用量】9~12g。

【按】豨莶草生用苦寒,善化湿热,治风湿热,有降压作用,还可以治疗坐骨神经痛。

桑枝

【性味】苦,凉。

【归经】肝经。

【功效】祛风湿,强筋骨,利关节。

【主治】风湿痹痛,筋脉拘挛不遂,风热痹痛。

【常用量】15~30g。

【按】桑枝与桂枝均可通达四肢,桂枝辛温,宜治风寒;桑枝性凉,宜治风热。

桑寄生

【性味】苦、甘,平。

【归经】肝、肾经。

【功效】补益肝肾,强筋骨,祛风湿,养血安胎。

【主治】

1. 肝肾阴虚之腰膝酸痛、软弱无力,胎动腹痛、胎漏下血、习惯性流产。

2. 肾虚风湿痛之肢节不利,对血虚兼有风湿者最宜。

3. 血虚动风引起的头晕、头痛、四肢麻木抽搐。

【常用量】9~30g。

【按】寄生品种较多,如桑寄生、槲寄生、黄皮寄生、杉寄生、枫香寄生等。桑寄生、槲寄生专于养血、安胎、祛风,其他寄生偏重于行气、祛风湿。桑寄生能祛风湿,但与羌活、独活、威灵仙等药不同,祛风湿药多偏于温燥,而桑寄生却没有温燥之性,而有养血润筋之功,对血不荣筋者最为适宜。桑寄生有降压利尿作用,同时可以降低胆固醇,对高血压、动脉粥样硬化性疾病有一定疗效。个人在临床上体会,桑寄生有镇静安神、调节中枢神经系统的作用,因为桑寄生专于补益肝肾,而肝肾不足的患者反应出来的症状大多为中枢神经系统功能失调,如头晕、心悸、健忘、失眠、乏力、疼痛等,所以本药对于虚弱型患者有一定疗效。

苍术

【性味】辛、苦,温。

【归经】脾、胃经。

【功效】燥湿健脾,祛风湿,明目。

【主治】

1. 湿邪困脾引起的脘腹胀满、食欲不振、身重肢倦、水肿。

2. 风湿痹证之关节、肢体痛肿。

3. 湿毒郁表引起的湿疹、黄水疮、神经性皮炎。

4. 肝肾不足引起的夜盲症、眼目昏涩。

【常用量】3~15g。

【按】苍术辛散苦燥,外能散风湿之邪,内能健脾利湿,湿邪为病,不论表里,皆可配伍应用。苍术生用发散力强,祛风发汗;炒用则可健脾利湿。苍术配伍黄柏、牛膝,可治湿热下注之风湿痹痛。苍术与白术均能健脾燥湿,苍术芳香有化浊作用,燥湿功能更强,湿胜者多用苍术。现代研究表明,苍术含有维生素 A、维生素 D,故对青盲、夜盲及软骨病有效。苍术与猪肝、羊肝同煮,可治疗夜盲症、眼目昏涩。

老鹳草

【性味】苦、涩,凉。

【归经】肝、肾、脾经。

【功效】散风祛湿,活血止痛。

【主治】

1. 风湿痹痛、肢体麻木、关节不利。

2. 跌打损伤。

【常用量】9~15g。

祛风湿药作用小结

羌活	主上半身风寒湿痹痛
独活	主下半身风寒湿痹痛

秦艽	和血解热,治疗骨蒸,利小便,治黄疸
威灵仙	行气通经,软坚,治疗骨质增生硬化
五加皮	强筋骨,治疗湿郁皮肤引起的瘙痒
木瓜	舒筋活络、和胃化湿
豨莶草	平肝阳,降血压
桑枝	治风热,强筋骨,达四肢
桑寄生	治疗肝肾阴虚,养血安胎,利尿降压
苍术	燥湿健脾,益肝阴明目,治疗夜盲症
老鹳草	治疗跌打损伤

祛寒药应用体悟

凡具有热性、温性，能祛除寒邪的药物为祛寒药。本类药功效为温中散寒，回阳消阴，温肾助阳。主治脾胃虚寒、脾阳不振的呕吐下利、脘腹冷痛及疝气等，具有温中散寒之功，亦治肾阳不足的腰膝冷痛、水肿、滑精、阳痿、早泄，具有温肾助阳之功。凡有阴虚火旺及各类热性病患者忌用。

附子

【性味】辛、甘，大热。

【归经】心、肾、脾经。

【功效】通行十二经，温补命门之火，温中止痛，回阳救逆。

【主治】

1. 真阳虚脱之面色苍白、冷汗淋漓、四肢厥冷、脉微欲绝，阴盛阳亡（休克、心力衰竭）。

2. 命门火衰、脾阳不振之呕吐冷清、时有畏寒、腹部冷痛，阳虚水肿（阴水），下肢不温，腰痛阳痿。

3. 寒凝经络、寒湿痹证之关节痛、形寒肢冷。

【常用量】3~9g。

【按】

1. 附子有熟附子、生附子、黑附子、炮附子等名称，本药辛性大热，气味雄烈，毒性强，但能行十二经脉。引血药入血，引发散药开腠理。

2. 附子是乌头的侧根,毒性小于乌头,但作用上,乌头善于逐风寒湿之邪,附子善于壮命门之火,以温肾散寒,用途广泛。

3. 小量用附子可以兴奋迷走神经,有强心作用。

4. 本药的毒性　附子中毒主要由于其含有乌头碱,该物质能兴奋迷走神经,并且对周围神经有损害。附子中毒症状以神经系统和循环系统为主,其次是消化系统。主要临床表现为口舌及四肢麻木,全身紧束感等,乌头碱通过兴奋迷走神经,可降低窦房结的自律性,进而引起心律失常,损害心肌。如发生中毒反应,西药可用阿托品等,中药可用甘草 60g,绿豆 120g 煎汤服,并配合其他急救措施对症治疗。

5. 用附子主要是控制毒性为主。首先要通过炮制后去毒,如煎药时要先煎 1 小时以上。

6. 需区分黑附子与白附子,黑附子为制附子,可以壮命门之火,回阳救逆;白附子是另一种植物独角莲的块茎(天南星科),其作用为祛风化痰、镇痉。二药均有毒性。

7. 附子反半夏、瓜蒌、白及、白蔹、贝母。实证忌用。

肉桂

【性味】辛、甘,大热,有小毒。

【归经】肾、脾、心、肝经。

【功效】温补肾阳,散寒止痛,消水肿。

【主治】

1. 脾肾阳虚引起的四肢冷,脘腹冷痛,腹水、腹泻,阳痿、早泄。

2. 气滞血寒之闭经、痛经。

3. 肾不纳气之气喘、咳逆。

4. 寒凝血脉而引起的寒性疮疡。

【常用量】1.5~4.5g。

【按】

1. 肉桂与附子经常相须而用。附子主以回阳,肉桂主以温中、引火归原。

2. 肉桂能使人汗出,故大汗亡阳时用附子以回阳,不用肉桂。

3. 桂枝是以味薄上引,发散治表证;肉桂气味厚,入于下焦以温里,且本品有扩张血管作用。

吴茱萸

【性味】辛、苦,大热,有小毒。

【归经】肝、脾、胃经。

【功效】温中散寒,开郁止呕,止痛,杀虫。

【主治】

1. 治疗寒性胃痛、腹痛、疝痛。

2. 治疗里寒引起的呕吐、胁下痛、呕吐酸水、久痢。

3. 治疗肠虫病。

【常用量】1.5~4.5g。

【按】

1. 吴茱萸是肝经之主药,能温散肝经之寒,舒肝之气,和中止呕。散寒燥湿以助脾胃之阳气。与补骨脂、肉豆蔻配伍治疗久泻、五更泻;与生姜、人参、大枣配伍治疗肝寒犯胃的呕吐;与黄连同用,为左金丸,治疗肝火上逆、湿热内蕴之胁痛、痞满、嘈杂、吐酸。

2. 吴茱萸制酸,生姜治呕吐清水,黄连治胃中湿热吐苦水。

3. 本药过量可引起视力障碍,且有收缩子宫的作用。

干姜

【性味】辛，大热。

【归经】脾、胃、心、肺经。

【功效】温中回阳，温肺化饮。

【主治】

1. 腹泻、四肢冷、汗出、脉微欲绝。

2. 寒饮伏肺之痰喘、痰液稀白。

3. 久泻、久痢、完谷不化。

【常用量】1.5~9g。

【按】本药多与附子配伍，以治脾肾阳衰，附子偏温肾，干姜偏温脾。

小茴香

【性味】辛，温。

【归经】肝、肾、脾、胃经。

【功效】祛寒理气止痛，开胃。

【主治】

1. 厥阴寒邪之寒疝、少腹痛，睾丸偏坠肿痛，白带。

2. 脾肾虚寒之脘腹痛、胀闷，不思饮食或呕吐。

【常用量】3~6g。

【按】

1. 热病忌用。

2. 茴香分大茴香、小茴香两种，大茴香即八角茴香，多为食用调料，用以祛腥气。小茴香入药，温下焦，与橘核、荔枝核配用治疝。小茴香亦可配伍他药治疗鞘膜积液。

艾叶

【性味】辛、苦,温。

【归经】肝、脾、肾经。

【功效】温经止血,散寒除湿。

【主治】

1. 胞宫虚寒之月经不调、经行腹痛、崩漏下血、胎动不安、白带等。

2. 寒湿在表的湿疹、皮肤瘙痒,可以外用。

【常用量】3~6g。

【按】

1. 凡治出血症应炒炭用。

2. 艾叶温香,可暖气血,温经络,故是艾灸之药料。

3. 艾叶与四物、阿胶同用,治疗下焦虚寒出血;艾叶与生地黄、侧柏叶、荷叶同用凉血清热,治疗吐血、衄血,作为反佐药时应少用。

祛寒药作用小结

附子	通十二经,回阳救逆,益命门之火
肉桂	温脾,引火归原
吴茱萸	开郁止呕,治疝气
干姜	回阳救逆,化痰饮
小茴香	善治厥阴之寒邪,睾丸病,开胃
艾叶	温经止血

清热药应用体悟

凡药性寒凉,以清解里热、泻火为主要作用的药物,统称清热药。从性味上看,此类药物大多甘寒或苦寒,甘寒多偏于清热凉血、生津育阴,苦寒多偏于清热燥湿、解毒泻火。

根据清热药的效用及性能的不同,可分为清热泻火药、清热解毒药、清热凉血药、清热燥湿药四类。清热泻火药以甘寒之品为主,入气分,能清气分实热;清热解毒药以苦寒之品为主,清解火热之毒邪,用于治疗热毒病证;清热凉血药以甘寒之品为主,入血分,清血分之热;清热燥湿药以苦寒之品为主,苦能燥湿,寒能清热,用于治疗湿热病证。以上四类药物虽作用不同,但在用药时却需要相互配合使用,不可截然分开。

清热药性多苦寒、寒凉,苦寒药易于伤阴败胃,寒凉药易于伤阳,用苦寒药应佐以养阴生津、健脾和胃之品。对脾胃虚寒、食少便溏者,不宜过多应用清热药。使用清热药要注意中病即止,避免克伐太过,损伤正气。

总之,清热药具有抗菌、消炎、抑制病毒等作用,对于急性感染性疾病、毒血症及传染性疾病均有很好的疗效。

清热泻火药

本节所列药物主要具有清热泻火的作用,适用于急性热病具有高热、汗出、烦渴、谵语、发狂、小便短赤、舌苔黄燥、脉象洪实等证候,并包括一些由于肺热、胃热、心热、暑热引起的实热证。要根据药物作用的不同,有针对性地选择使用清热泻火药。对于虚人使用本类药物时,当考虑顾护正气,酌情配伍扶正之品。

生石膏

【性味】辛、甘,大寒。

【归经】胃、肺经。

【功效】清热泻火,止渴除烦。

【主治】

1. 热在气分,肺胃大热,暑热中暑。生石膏治疗壮热、烦渴、神昏、脉洪大等气分实热证,常与知母相须为用,可增强其清里热的作用,如白虎汤。

2. 胃火上炎所致头痛、牙龈肿痛。生石膏可使热去则痛止,常与知母、牛膝、生地黄等药同用,如玉女煎。

3. 肺热咳嗽。生石膏能清泄肺热,常配伍麻黄、杏仁以加强宣肺止咳平喘之功,如麻杏石甘汤。

4. 煅石膏具有清热、收敛、生肌作用,外用可治疗湿疹、烫伤、疮疡溃后不敛及创伤久不收口等症。

【常用量】15~30g,重症可用至60g。

【按】石膏甘辛而淡,性寒凉,质重下沉,为清气分实热之要药。主要偏于治阳明里热,因味辛又有达表之功,可治肌表之热。生石膏配伍生地黄、水牛角,治气血两燔证;生石膏与人参同用,可治气虚有热证。石膏为矿物质药,煎药时间要长,入汤剂宜打碎先煎。

知母

【性味】苦、甘,寒。

【归经】肺、胃、肾经。

【功效】清热泻火,滋阴润燥。

【主治】

1. 胃中燥热,烦热消渴。知母多用于热病、高热烦躁、口渴、脉洪大等肺胃实热之证。常和石膏配合,以清热泻火、滋阴润燥,如白虎汤。

2. 阴虚火旺之骨蒸劳热、盗汗、心烦、咳血等症。知母常配伍黄柏、生地黄、牡丹皮等药治阴虚火旺、潮热盗汗,如知柏地黄丸。

3. 火邪灼肺引起的干咳少痰。知母有清肺、润肺作用,可治肺热燥咳,常与贝母同用。

【常用量】6~12g。

【按】知母生用清热泻火,炒用滋阴。知母上清肺热,下降肾火,与黄柏、熟地黄、龟甲同用,益肾阴,治虚劳发热。知母能滑肠导泻,故脾虚泄泻者慎用。

栀子

【性味】苦,寒。

【归经】心、肺、胃、三焦经。

【功效】泻火除烦,清热利湿,凉血解毒。

【主治】

1. 上焦火热引起的心烦懊恼、虚烦不眠、目赤肿痛、口舌生疮。常与淡豆豉合用,如栀子豉汤。

2. 中焦湿热之黄疸、发热腹胀、胃脘嘈杂。多与茵陈、大黄同用,如茵陈蒿汤。

　　3.下焦湿热之热淋尿血、血痢。

　　4.血热妄行之吐血、衄血。

　　5.外用治疗跌打损伤、血肿、烫伤。

【常用量】3~9g。

【按】栀子凉心肾,鼻衄可止,可泻肺火,清心中客热,治疗虚烦为宜。栀子生用清热,炒炭止血,姜制可降逆止呕;焦栀子凉血;栀子皮解肌表之热;栀子仁可清里热。

淡竹叶

【性味】甘、淡,寒。

【归经】心,肺,胃经。

【功效】清热利尿,清心除烦。

【主治】

　　1.湿热下注之小便赤涩热痛。

　　2.心胃火旺之心烦口渴、口舌生疮、呕哕。

【常用量】6~15g。

【按】

　　本药以清心火为主,常配伍生地黄、甘草、木通以导赤、通利小便。

芦根

【性味】甘,寒。

【归经】肺、胃经。

【功效】清热生津,除烦,止呕,透疹。

【主治】

1. 气分热盛之口干烦渴、小便短赤。

2. 邪热郁肺引起的肺痈吐脓血、咳黄痰。

3. 胃热上逆引起的心烦、恶心、呕吐。

4. 风热郁肺,麻疹初期,疹出不透。

【常用量】15~30g,鲜品可用至60~120g。

【按】芦根是清肺养胃生津之品,用于气阴初伤,滋养力弱。石斛用于阴伤较重者,滋养肺胃力强,有表证者不宜用之。芦根还可以治疗黄疸及胆石症,解鱼蟹之毒。

清热泻火药作用小结

石膏	清肺胃之气分实热,治高热烦渴
知母	滋阴润燥生津,治阴虚骨蒸潮热
栀子	清心除烦,凉血止血
淡竹叶	治疗心烦,尿赤
芦根	清热生津,治疗胃热呕吐,肺痈吐脓血

清热解毒药

金银花

【性味】甘,寒。

【归经】肺、胃经。

【功效】清热解毒,凉血散风。

【主治】

1. 外感风热的初起,温病初起。

2. 痈肿疮毒（血中毒热）。

3. 炒炭治疗热毒血痢，便血。

【常用量】9~15g，毒热盛可用至 60~120g。

【按】本药与辛凉药同用，清热散风；与连翘、蒲公英、紫花地丁、草河车、赤芍同用清热解毒，治疗丹毒、疖肿；现代研究证实金银花对痢疾杆菌、霍乱弧菌、大肠埃希菌、铜绿假单胞菌、金黄色葡萄球菌、溶血性链球菌、肺炎球菌、百日咳杆菌等都有抗菌作用，有中药抗生素之称。金银花鲜品捣烂外敷可治疗疖肿，有很好的消炎杀菌作用。

个人经验：用金银花、大黄、黄柏、黄芩、连翘、板蓝根组方，可治疗急性化脓性扁桃体炎，并有很好的退热作用，在 38~40℃的发热患者中使用常起到理想效果。金银花、黄芩二药为银黄清热片主要成分，治疗扁桃体炎。

附：金银花的茎叶叫忍冬藤，味甘，苦，性微寒，能清热通利关节，治疗急性关节炎或外感后关节酸痛。

野菊花

【性味】苦、辛，凉。

【归经】肺、肝经。

【功效】疏散风热，消肿解毒，散瘀，明目，降压。

【主治】

1. 疔疮痈肿，咽喉肿痛。

2. 风火赤眼。

3. 头痛目眩。

【常用量】9~15g，外用适量。

【按】野菊花作为清热解毒之要药，治疗三焦热病，但侧重于上焦。可用于防治流行性脑脊髓膜炎,预防流行性感冒,治疗高血压、肝炎、痢疾、痈、疖、疔、疮等有明显效果。野菊花与金银花功能相近,但价较低廉,故余临床常用之。

蒲公英

【性味】苦、甘,寒。

【归经】肝、胃经。

【功效】清热解毒,消肿散结。

【主治】热毒壅盛,乳痈肿痛,疔毒疖肿,目赤肿痛。

【常用量】15~30g。

【按】本药内服外敷均有功效,一般配伍瓜蒌、没药、白芷、连翘治疗乳腺炎;配伍土茯苓、甘草、金银花、紫花地丁治疗疔毒、恶疮及小便淋浊;配伍夏枯草、牡蛎治疗瘰疬痰核;配伍赤芍、牡丹皮、地肤子治疗皮肤湿疮;配伍皂角刺、大黄、厚朴治疗肠痈;蒲公英有疏肝、通乳腺管的作用,可以治疗乳腺炎,外洗可治疗皮肤病。近年来有研究蒲公英可用于治疗癌肿或胃溃疡,有止血、止痛、消胀作用。

紫花地丁

【性味】苦、辛,寒。

【归经】心、肝经。

【功效】清热解毒,凉血消肿。

【主治】治疗痈疡红肿热痛、热入营血发斑、麻疹、热毒、腮腺炎、毒蛇咬伤。

【常用量】15~30g。

【按】现代研究证实本品有广泛的抗菌作用,配伍蒲公英、马齿苋、黄芩、牡丹皮、大黄可治疗阑尾炎,外用可消肿止痛。

连翘

【性味】苦,微寒。

【归经】肺、心、胆经。

【功效】清热解毒,消肿散结。

【主治】

1. 热在表卫,温病初起。

2. 热毒郁结之疮痈肿痛、斑疹、丹毒、乳痈、瘰疬、瘿瘤等。

【常用量】9~15g。

【按】连翘性凉、味苦、轻浮,可清心火及上焦诸热,连翘心更清心火,治疗邪入心包,神昏发热。"诸痛痒疮,皆属于心",故连翘既有清热利尿散结作用,也对外科疮痈有效。本品能通达全身之热,清解肌表之热。

板蓝根

【性味】苦,寒。

【归经】心、胃经。

【功效】清热,解毒,凉血。

【主治】

1. 温热疫毒,时疫,烂喉红疹,喉痹肿痛,温毒发斑,丹毒,疮毒,腮腺炎。

2. 湿热蕴结,黄疸。

【常用量】15~30g。

【按】本药常配伍牛蒡子、玄参、生地黄、甘草、黄芩等药物。板蓝根适用于局部,大青叶适用于全身。现代研究证实板蓝根对急、慢性肝炎有效,可以治疗肝脾大;对革兰氏阴性菌和阳性菌均有抗菌作用,对病毒感染有很好的效果,治疗流感、流脑、麻疹等均有良效。

大青叶

【性味】苦、寒,咸。

【归经】心、肺、胃经。

【功效】清热解毒,凉血化斑。

【主治】

1. 温热疫毒之斑疹、咽痛、温毒发斑、丹毒、腮腺炎、黄疸、痢疾。

2. 热迫血行之吐血、衄血。

【常用量】15~30g。

【按】现代研究证实本药配合红花、桃仁、鳖甲、龟甲可治疗肝大,可以回缩肿大的肝脾;可以治疗某些病毒感染,如流行性感冒、流行性乙型脑炎等。

马齿苋

【性味】酸,寒。

【归经】肝、大肠经。

【功效】清热解毒,散瘀杀虫。

【主治】

1. 湿热滞肠之腹泻,热毒血痢。

2. 下焦湿热之淋病、小便热涩。

3. 血郁热毒之丹毒、疮肿、湿疹,可以外用治疗蛇咬伤。

4. 治疗钩虫病。

【常用量】15~30g,鲜品用量可加倍。

【按】马齿苋有滑利作用,又有解毒的作用,对痢疾里急后重有特效;现代研究证实马齿苋对血管有显著的收缩作用,亦能促进上皮细胞生长,有利于溃疡愈合。马齿苋对急、慢性痢疾及化脓性病变有良效,还可以治疗百日咳、肺结核。

败酱草

【性味】辛、苦,微寒。

【归经】胃、大肠、肝经。

【功效】清热解毒,破瘀排脓。

【主治】

1. 毒热瘀滞之肺痈、肠痈、急性阑尾炎、黄疸。

2. 瘀血内结之胸、腹痛拒按,产后恶露不净。

3. 肠胃湿热之痢疾、腹泻。

【常用量】15~30g。

【按】败酱草、附子、薏苡仁同用可治疗阑尾炎;败酱草与凉血行血之药配伍可治疗蓄血证、痈疮化脓症。

山豆根

【性味】苦,寒。

【归经】心、肺、大肠、三焦经。

【功效】清热解毒,利咽消肿。

【主治】

1. 毒热上攻引起的咽喉痛、牙龈肿、口舌生疮。

2. 热毒下注,子宫颈炎、口腔炎可以外用,外敷可治疗皮肤溃疡。

【常用量】9~15g。

【按】山豆根为治疗咽喉病的主药,有研究表明本药能抑制癌细胞分裂,有一定的抗癌作用。

漏芦

【性味】苦,寒。

【归经】胃经。

【功效】清热解毒,下乳汁,消痈肿。

【主治】

1.乳房红肿热痛,乳汁不下。

2.疮痈肿痛。

【常用量】9~15g。

锦灯笼

【性味】苦,寒。

【归经】肺经。

【功效】清热消肿,散结止痛。

【主治】

1.咽喉肿痛、扁桃体炎。

2.肺热痰多、咳嗽。

【常用量】4.5~9g。

清热解毒药作用小结

金银花	清热解毒、发散风热力强,炒用止血
连翘	散结消肿力强,清心热为最佳
紫花地丁	偏于凉血,治疗疔疮
蒲公英	消散滞气及肝火,治疗乳痈

板蓝根大青叶	凉血解毒,清瘟疫,治疗病毒感染
马齿苋	散瘀消肿,治疗血痢
败酱草	治疗肠痈
山豆根	利咽消肿,防治癌变
漏芦	清热排脓下乳
锦灯笼	利咽消肿

清热凉血药

生地黄

【性味】甘、苦,寒。

【归经】心、肝、肾经。

【功效】清热凉血,止血,滋阴降火。

【主治】

1. 血热妄行之吐血、衄血、便血、崩漏。

2. 热入血分之发斑、身热、心烦、舌绛。

3. 热烁阴枯之低热不退,阴虚发热。

【常用量】10~30g。

【按】鲜生地:主要为滋阴清热;干生地:主要清热凉血;生地炭:止血。与水牛角、黄连、丹参、竹叶、连翘、麦冬、玄参配伍为清营凉血方剂,与玄参、麦冬配伍为增液汤补液生津。生地黄、石膏、知母同用,可治疗烦渴,阴虚内热伤津。据报道生地黄有止血作用,治疗月经过多,此外还有报道具强心利尿、降糖作用。

牡丹皮

【性味】苦、辛,微寒。

【归经】心、肝、肾经。

【功效】清热凉血,活血散瘀。

【主治】

1. 热入血分之斑疹、紫癜。

2. 血热妄行之出血。

3. 阴虚有热之骨蒸劳热。

4. 血热瘀滞之月经病、跌打损伤。

5. 热毒痈肿、肠痈、疔疮。

6. 热病之后期,热伏于阴分引起的夜热早凉、热退无汗。

【常用量】3~9g。

【按】牡丹皮入血分,在凉血中又能活血,故血不易瘀滞,活血中有凉血,故不致妄行,行瘀中又能安血络,是活血良药。牡丹皮通血脉之结热,故与大黄同用治阑尾炎。清热凉血宜生用,活血化瘀需酒炒,止血则炒炭用。

地骨皮(枸杞的根皮)

【性味】甘,寒。

【归经】肺、肾经。

【功效】凉血退热,清肺止咳。

【主治】

1. 阴虚有热之骨蒸潮热、盗汗、烦热消渴。

2. 热伤肺络之咳喘、咳血。

3. 外阴痒肿,用地骨皮、枯矾外洗。

【常用量】9~15g。

【按】地骨皮味甘走里,重在清降,治阴虚发热;牡丹皮味辛,能发散,重在清透,凉血祛瘀。地骨皮有降血压作用,治疗低热、关节痛。

白薇

【性味】苦、咸,寒

【归经】胃、肝经。

【功效】清热凉血。

【主治】

1. 热伤营血之潮热虚烦,病后余邪不清,低热不退,一切无名发热。

2. 风温犯肺之发热、嗜睡、咳嗽、咽部肿痛。

3. 阴虚血热引起的小便赤涩疼痛、月经不调。

【常用量】3~9g。

【按】白薇乃阳明胃经之药,不但能清血热,也治阴虚发热,与当归、人参、甘草配伍,治正虚邪盛之眩晕,治热淋有良效,还可用于肾炎初期。

白头翁

【性味】苦,寒。

【归经】胃、大肠经。

【功效】清热解毒,凉血止痢。

【主治】

1. 热毒蕴结之毒血痢、里急后重。

2. 血热妄行之衄血、崩漏下血。

【常用量】9~15g。

【按】入血分,清肠热,治疗里急后重,下痢赤多白少。白头翁与苦参煎汤冲洗阴道,治阴道滴虫症,能抑制阿米巴原虫和铜绿假单胞菌,可杀灭滴虫,白头翁的根部有强心作用。

白茅根

【性味】甘,寒。

【归经】肺、胃、膀胱经。

【功效】清热利尿,凉血止血,透疹。

【主治】

1. 热迫血行引起的吐血、咯血、衄血及尿血等症。

2. 肺胃郁热之发热呃逆、烦渴、咳吐黄痰。

3. 湿热不化引起的黄疸、水肿、淋证、肾炎。

4. 疹发不畅,麻疹不透而发热口渴。

【常用量】9~30g,鲜用:30~60g。

【按】长于清肺胃之热,能导热下行,特点是味甘不腻,寒而不伤胃,利水不伤阴,对有热而阴不足者最好,偏于血分,活血止血,而有利尿消肿作用,用于肾炎。

青蒿

【性味】苦,寒。

【归经】肝、胆、胃经。

【功效】清热解暑,除蒸。

【主治】

1. 阴虚热郁之骨蒸潮热。

2. 暑湿内蕴之夏日感冒、往来寒热、小便不利、胸满呕恶。

3. 血分伏热引起的鼻衄。

【常用量】6~15g。

【按】青蒿入肝胆之血分,去伏热,是退骨蒸之良药。可治疟疾、皮肤病。

紫草

【性味】甘,寒。

【归经】心、肝经。

【功效】凉血,活血,解毒。

【主治】

1. 急性传染病,如麻疹、猩红热、丹毒。

2. 外用治疗皮炎、湿疹、烧烫伤。

【常用量】3~9g。

清热凉血药作用小结

生地黄	滋阴清热
牡丹皮	活血化瘀
地骨皮	清肺热,清虚热
白头翁	治血痢
白薇	益阴
白茅根	生津,通便,止血
青蒿	解暑
紫草	治疗斑疹毒热

清热燥湿药

清热燥湿药气味苦寒,苦能燥湿,寒能清热,主要用于治疗湿热证。

黄芩

【性味】苦,寒。

【归经】肺、胆、胃、大肠经。

【功效】清热燥湿,泻火解毒,止血,安胎。

【主治】

1. 少阳病之寒热往来、烦躁。

2. 肺经湿热引起的咳嗽、咳吐黄痰。

3. 肠中湿热引起的黄疸、腹痛痢疾、呕吐。

4. 肝热上攻之头痛目赤。

5. 毒热壅盛之痈疽疔疮。

6. 妊娠有热之胎动不安。

7. 热迫血行引起的出血症。

8. 湿热下注引起的小便赤涩浊痛。

【常用量】3~9g。

【按】枯黄芩是老根,中空,善治肺火。子芩、条芩下行,泻大肠及下焦之火,是新根,内实。黄芩清热泻火多生用,止血要炒用,清上焦之热宜酒炒。黄芩配柴胡有解热除风、清透之功;配赤芍可治下痢;配桑白皮泻肺火;配白术以安胎。本药有抗菌及降压作用。

黄连

【性味】苦,寒。

【归经】心、肝、胃、大肠经。

【功效】清热燥湿,泻火解毒。

【主治】

1. 心火亢盛之面赤、烦躁不眠、吐衄、高热口渴、尿赤神昏、小儿弄舌。

2. 肠胃湿热引起的呕吐酸水、脘腹胀满、下痢。

3. 湿热内蕴引起的口舌生疮、疮痈、耳目肿痛。

【常用量】3~9g。

【按】本药味苦性寒,以泻心火为主。黄连与吴茱萸配伍可治肝热胁痛,与木香配伍可治湿热痢,与干姜配伍可治寒湿痢。黄连生用清心火,酒炒清上焦之热,姜炒宜治中焦,盐炒入下焦,醋炒入肝胆。本品不宜过量,少用健胃,多用则败胃伤津。黄连有广谱抗菌作用,对痢疾杆菌有特效。

黄柏

【性味】苦,寒。

【归经】肾、膀胱、大肠经。

【功效】清热燥湿,泻相火。

【主治】

1. 阴虚火旺之骨蒸盗汗、面红、遗精、阳强。

2. 湿热蕴蒸之黄疸。

3. 湿热下注引起的淋浊、带下、痢疾、痔疮下血。

4. 血中湿热引起的疮疡肿毒、目赤、口疮。

【常用量】4.5~9g。

【按】黄柏生用降火,盐制下行,清湿热,治阴虚火旺。本药配知母退热除蒸;配黄连、白头翁、马齿苋治毒痢。黄芩、黄连、黄柏三药同用,可治三焦之热。黄柏有广谱抗菌作用,外用可治湿疹,促进皮下瘀血的吸收。

龙胆草

【性味】苦,寒。

【归经】肝、胆经。

【功效】泻肝胆实火,清下焦湿热。

【主治】

1. 肝胆实热之头痛头胀、目赤肿痛、口苦咽干、胁痛、耳鸣耳聋、牙肿、小儿高热惊厥。

2. 湿热蕴结之黄疸、胆石症。

3. 下焦湿热引起的阴囊肿,阴痒、肿痛,带下,小便赤涩,下阴湿疹。

【常用量】3~9g。

【按】龙胆草与栀子、黄芩配伍泻肝胆之热;与石决明、钩藤配伍治小儿惊厥。本药不宜久用,久用伤胃阴。

苦参

【性味】苦,寒。

【归经】心、肝、胃、大肠、膀胱经。

【功效】清热燥湿,利尿,杀虫。

【主治】

1. 湿热内蕴之黄疸、疳积、水肿、小便不利。

2. 肾经湿热之梦遗、滑精、淋浊。

3. 肠道湿热之血痢、便血、痔血。

4. 湿热毒盛之阴道滴虫、瘙痒,白带过多,皮肤湿疮。

【常用量】3~12g。

【按】苦参以清利湿热为专长,又有凉血解毒、抗菌的作用。苦参配蛇床子、丹参、白鲜皮外洗,可治皮肤病及阴道滴虫。

秦皮

【性味】苦,寒。

【归经】肝、胆、大肠经。

【功效】清热燥湿,止痢,清肝明目。

【主治】

1. 湿热下迫之泻痢、白带。

2. 肝火上炎之目赤肿痛、目生云翳。

【按】秦皮配伍黄连、木香、白头翁,治痢有特效。本药还能治疗风湿病。

白鲜皮

【性味】苦,寒。

【归经】脾、胃经。

【功效】清热解毒,祛风利湿。

【主治】

1. 风湿郁表之疮疡疥癣、皮肤溃烂、荨麻疹、关节痛。

2. 湿热内蕴之黄疸、尿闭、阴肿、带下。

【常用量】6~12g。

【按】本药是治皮肤病之要药,药性善走,能祛风达关节,外行于皮肤。治疗湿疹、神经性皮炎、外阴炎效佳。

清热燥湿药作用小结

黄芩	偏于上焦,清肺热,止血
黄连	偏于中焦,清心火
黄柏	偏于下焦,主清相火
龙胆草	泻肝胆实热,治黄疸、疮毒、耳疾
苦参	治湿疮,外用杀虫止痒
秦皮	治热痢
白鲜皮	治风毒湿疮

理血药应用体悟

具有补血、行血、止血、凉血作用的药物统称为理血药。补血药、凉血药分别在补益药和清热药中介绍，此处只介绍行血药、止血药。

理血药其味多为辛、苦，辛能散结，苦能沉降；多为温性，但也有酸寒之品，如赤芍、丹参。其中，止血药还具有收敛、凝固、清营、凉血的作用，适用于各种出血，如鼻衄、吐血、咳血、咯血、尿血、便血、崩漏及创面出血。行血药具有活血通瘀的作用，如赤芍、红花适用于月经不调、经少腹痛、闭经、经络瘀血、瘀肿、痹证等。

理血药应用应注意以下几点：

1. 出血只是某些疾病的一种现象（症状），引起出血的原因很多，在应用时，应根据各种原因配合"治因"的药群同用。如血热妄行，要与清热凉血药同用，阴虚要与滋阴药同用，气虚不能摄血，当用"血脱益气法"。初起治疗时，要在止血药中加上适量的行瘀药，防止"留瘀"后患。

2. 本着"气为血之帅，气行则血行，气滞则血凝"的原则，在应用理血药中，应加行气药物。

3. 在行血过程中有峻、缓之别。对于新发瘀血病，要用大剂汤剂以攻之；日久瘀血病要以丸散之缓剂调之，勿伤正气；久瘀体虚者，可在行血祛瘀药中加补益药，此为攻补兼施，以达到扶正祛邪的目的。

行 血 药

丹参(紫丹参)

【性味】苦,微寒。

【归经】心、肝经。

【功效】活血调经,凉血排脓,安神除烦。

【主治】

1. 血热瘀滞、瘀肿、损伤、腹部肿块、经络瘀血、月经不调、痛经、闭经,丹参为妇科良药。

2. 热病伤营之心烦失眠。

3. 阴虚火扰之头晕、头痛、心悸、烦热不安。

【常用量】9~15g。

【按】本药有活血清热作用,治疗血热瘀阻效良。丹参在活血中还有补血作用,补血之力稍弱于当归。丹参可以治疗再生障碍性贫血、肝炎,具有回缩肝脾的作用。丹参有扩张血管的作用,在临床上用于治疗心脑血管疾病。

赤芍

【性味】苦,微寒。

【归经】肝经。

【功效】清热凉血,活血消肿,散瘀止痛。

【主治】

1. 血瘀壅滞之经行腹痛、闭经、胁痛、跌打损伤。

2. 血热瘀滞,热入营血之斑疹、目赤、痈肿。

【常用量】6~12g。

【按】芍药分赤芍、白芍两种,白芍补而赤芍清,白芍收而赤芍散。白芍具有养血、敛阴、柔肝止痛之功,治血虚结痛,赤芍活血行瘀,用于治疗血热血瘀。赤芍具有抗菌作用,可治疗肝功能异常。芍药反藜芦。

川芎

【性味】辛,温。

【归经】肝、胆、心包经。

【功效】活血行气,散风止痛。

【主治】

1. 肝郁气滞之胸胁疼痛。

2. 外感风寒之头痛身痛。

3. 风湿痹痛之关节疼痛、筋脉拘挛。

4. 血瘀气滞引起的月经不调、痛经、闭经、胎衣不下、胎死腹中。

【常用量】3~9g。

【按】川芎性最疏通,能升能散,对气阴两虚者不可滥用。而四物汤中用川芎,其意不是补气,而是借其疏达之力,使补中能通,不致有呆滞之弊。川芎是头痛要药,引药上行头面,是重要的引经药之一。

益母草

【性味】辛、苦,微寒。

【归经】肝、心、膀胱经。

【功效】活血调经,利尿消肿。

【主治】

1. 瘀血阻滞之月经不调、经行腹痛、月经过少、产后瘀血、损伤瘀血。

2.肝热上逆引起的头晕、头痛。

3.湿热壅盛引起的水肿、小便不利。

【常用量】9~30g。

【按】益母草子为茺蔚子,益母草、茺蔚子均为调经活血之药,益母草可治疗女性瘀滞腹痛等瘀血证,并有收缩子宫、降低血压作用,还可用于急、慢性肾炎水肿。茺蔚子味辛甘性凉,有清肝明目作用,含维生素A,常与决明子、青葙子、木贼草合用。益母草又称坤草,是妇科要药,活血调经圣药。

红花(南红花、草红花)

【性味】辛,温。

【归经】心、肝经。

【功效】活血通经,祛瘀止痛。

【主治】瘀血凝结,经行不畅,闭经,腹痛,产后瘀血,关节痛,跌打损伤。

【常用量】3~9g。

【按】红花与肉桂配伍治疗闭经、配合苏木治疗跌仆损伤,配伍当归、川芎治疗胸腹气血滞痛。红花大量用活血,少量用养血。藏红花之补气作用强,又有清热解毒作用,善治温病热入营血、发斑。现代药理研究,红花有兴奋子宫、加强子宫收缩的作用,具有降压作用且维持时间较长。藏红花可兴奋呼吸中枢,而红花没有此作用;小剂量红花可以兴奋心脏,而藏红花则无此作用。

桃仁

【性味】苦、甘,平。

【归经】心、肝、肺、大肠经。

【功效】破血行瘀,润肠。

【主治】

1. 瘀血凝滞之闭经、痛经、肿块、胁痛、肠痈、损伤。

2. 血燥不润之大便秘结。

【常用量】5~9g。

【按】桃仁质润多油,在润肠通便时常与杏仁同用,一治血分一治气分。桃仁含有维生素 B,同时还有镇痛作用。

延胡索

【性味】辛、苦,温。

【归经】肝、脾经。

【功效】活血,行气,止痛。

【主治】气血凝滞之脘腹疼痛、胁痛、痛经、疝气、跌打损伤。

【常用量】3~9g;研末吞服,一次 1.5~3g。

【按】延胡索通过活血行气达到止痛的目的,既入血分又入气分,因味苦性辛温,对寒证、郁证效果好。生用破血,酒炒行血,醋炒止血。因含延胡索素,有明显的镇静、止痛作用,因炒后破坏其生物碱,所以破血力弱,可治疗胃溃疡。

郁金

【性味】辛、苦,寒。

【归经】肝、心、胆经。

【功效】凉血化瘀,行气解郁,利胆退黄。

【主治】

1. 气滞血瘀之脘腹疼痛、胸闷胁痛、腹胀。

2. 月经不调,经血逆行(倒经)。

3. 湿热凝结之黄疸、胆石症、胁下痛。

【常用量】3~9g。

【按】郁金加在止血药中可止血而不留瘀,此外还有开郁、通窍作用,可治疗癫狂,如白金丸(白矾、郁金)。郁金可促进胆汁分泌,有利胆作用,治疗黄疸、胆石症、胆囊炎、胆道感染等。

五灵脂

【性味】甘,温。

【归经】肝经。

【功效】行血祛瘀,通经止痛。

【主治】气血瘀滞之脘腹、胁下痛,产后瘀血及痛经。

【常用量】5~9g。

【按】五灵脂入于肝经散血,对于气血不畅引起的痛经有良效,炒炭后化瘀止血,外用可以治疗蛇蝎之伤。五灵脂与蒲黄同用为失笑散,活血祛瘀效力强。因本药气味不好,有人服用时可导致呕吐,所以用量不要过大。本药有缓解平滑肌痉挛的作用。

没药

【性味】苦,平。

【归经】心、肝、脾经。

【功效】行气活血,消肿止痛,生肌。

【主治】

1. 闭经、痛经、脘腹关节痛。

2. 跌打损伤、瘀血、痈肿、疮疡。

【常用量】3~9g。

【按】没药与乳香统称乳没,没药较乳香破血祛瘀之力强。李时珍说:"乳香活血,没药散血,皆能止痛、消肿生肌,故二药每每相兼而用。"

乳香

【性味】苦、辛,温。

【归经】心、肝、脾经。

【功效】活血舒筋,行气止痛。

【主治】

1. 闭经、腹痛、跌仆损伤、痈疽疮疡。

2. 筋络不和之肢体疼痛、屈伸不利,寒湿痹证。

【常用量】3~9g。

【按】乳香温通,为外科之要药,每与没药相兼而用。

鸡血藤

【性味】苦、甘,温。

【归经】肝、肾经。

【功效】活血补血,舒筋活络。

【主治】

1. 血虚月经不调。

2. 血虚之筋骨麻木不舒、腰膝酸软,风湿痹痛。

【常用量】10~15g。

【按】本药补血之力胜于活血,对血虚证最好。鸡血藤能治疗神经麻痹及因放射线引起的白细胞减少症。鸡血藤产地较多,其中以云南生长的鸡血藤品质最优。

牛膝

【性味】酸、苦,平。

【归经】肝、肾经。

【功效】活血通经,舒筋利关节,补肝肾,强筋骨。

【主治】

1. 血瘀凝滞之闭经、痛经、外伤。

2. 湿闭筋脉之腰膝酸痛、关节不利、四肢拘挛、痹痛。

3. 阴虚火旺之吐衄、咽肿、口舌生疮、牙痛、头晕、头痛、中风、半身不遂。

【常用量】5~10g。

【按】牛膝性善下行,川牛膝宣通关节,怀牛膝舒筋健骨、补肝肾。引火下行、活血止痛时牛膝宜生用,本药炒炭止血,盐炒益肝肾,酒炒活血。

穿山甲

【性味】咸,微寒。

【归经】肝、胃经。

【功效】搜风通络,通经下乳,消肿排脓。

【主治】

1. 经络阻滞之痈疽疮疡、脓成不溃、乳汁不通、闭经。

2. 风闭筋脉,风湿痹证之筋脉拘挛、强直疼痛、屈伸不利。

【常用量】3~9g;研末吞服,一次 1.5~3g。

【按】穿山甲善走窜,搜风通络,攻坚排脓,是外科常用药,常与皂角刺、黄芪配伍应用,成脓已溃者忌用。

行血药作用小结

丹参	治疗烦热不眠
赤芍	清热凉血
川芎	行气散风止痛
益母草	调经,治产后瘀血
红花	少量具有补血作用
桃仁	破血,润肠
延胡索	治诸痛
郁金	解郁,开窍
五灵脂	止痛
没药	善治外伤痈肿、生肌止痛
乳香	
鸡血藤	补血,治疗血虚证
牛膝	引血下行,补肝肾
穿山甲	搜风,通乳

止 血 药

仙鹤草

【性味】苦、涩,凉。

【归经】肺、肝、脾经。

【功效】收敛止血,补虚。

【主治】

1. 出血不止,吐血、衄血、牙龈出血、便血、尿血、崩漏等血证。

2. 中气不足之神疲乏力(过劳损伤)。

3. 肠热之肠炎、痢疾。

【常用量】6~12g,鲜用 30~60g。

【按】本品具有很强的止血作用,适用于各种出血,不论寒热虚实,但要配伍得当,此外,本品还具有强壮作用,且可用于损伤。因本药含有大量鞣质和维生素 K,又有促凝血作用,可加强心脏搏动,调整心律,增加血小板数量。

白及

【性味】苦、甘、涩,微寒。

【归经】肺、肝、胃经。

【功效】敛肺止血,生肌止痛。

【主治】

1. 肺热出血。

2. 热毒血瘀之痈肿疮疡、溃不收敛。

【常用量】3~9g。

【按】白及质黏,性涩,是止血良药,用于肺胃出血,能入血清热,可治疗空洞性肺结核,有补肺止血之功。治外伤出血,白及可研末外用。

藕节

【性味】涩,平。

【归经】肝、肺、胃经。

【功效】收敛止血,化瘀,解热止渴,鲜用凉血止血。

【主治】各种出血。

【常用量】9~15g。

蒲黄

【性味】甘,平。

【归经】肝、心包经。

【功效】生用行血散瘀,利小便,炒用止血。

【主治】

1. 瘀血结滞之闭经、痛经、胃痛。

2. 血热妄行之各种出血。

【常用量】3~9g。

【按】甘缓平和,能止血行瘀,利小便,兼有收缩子宫的作用。入煎剂需包煎。

茜草

【性味】苦,寒。

【归经】肝经。

【功效】凉血止血,化瘀通经。

【主治】

1. 血热妄行之各种出血。

2. 血瘀不行之风湿热痹、蓄血、闭经、产后瘀血。

【常用量】6~9g。

【按】茜草生用行血,炒炭止血。

小蓟

【性味】甘,凉。

【归经】心、肝经。

【功效】凉血止血,散瘀消肿。

【主治】

1. 血热妄行引起的各种出血。

2. 热毒,疮毒痈肿。

【常用量】10~15g,鲜品可用至 30~60g。

血余炭

【性味】苦、涩,微温。

【归经】肝、胃经。

【功效】止血消瘀,利尿生肌。

【主治】

1. 出血不止。

2. 外用生肌,治疗创伤止血。

3. 瘀血夹热之小便不通、口渴、腹胀、尿血。

【常用量】4.5~9g。研末服用,每次 1.5g。

地榆

【性味】酸,微寒。

【归经】肝、胃、大肠经。

【功效】清热凉血,收敛止血。

【主治】血热妄行的出血;外用治疗烧伤。

【常用量】4.5~9g。

【按】地榆治疗痢疾、十二指肠溃疡出血效果良好。凉血生用,止血炒炭用。

侧柏炭

【性味】苦、涩,微寒。

【归经】肺、肝、大肠经。

【功效】凉血止血。

【主治】血热妄行引起的咳嗽痰中带血、吐血、衄血、牙龈出血,痢疾。

【常用量】4.5~9g。

【按】侧柏生用清热凉血,炒炭收敛止血,治疗溃疡出血。

灶心土(伏龙肝)

【性味】辛,温。

【归经】脾、胃经。

【功效】温中和胃,止呕止血。

【主治】

1. 脾虚不统血,虚寒出血。

2. 胃寒气逆引起的反胃、妊娠恶阻。

【常用量】15~30g。

鸡冠花

【性味】甘,凉。

【归经】肝,大肠经。

【功效】止血,止泻,止带。

【主治】血热痔疮出血;赤白泻痢;赤白带下。

【常用量】9~15g。

止血药作用小结

仙鹤草	不分寒热虚实
白及	可外用生肌
藕节	化瘀
蒲黄	化瘀止痛
茜草	治疗血热出血
小蓟	清热凉血
血余炭	外用止血生肌
地榆	凉血清热,治便血痢疾
侧柏炭	凉血,治下焦血热便血、尿血
灶心土	治疗脾不统血,胃寒呕逆
鸡冠花	止血,止泻,止带

理气药应用体悟

　　凡能调理、疏畅气机,可使气行通顺的药物,统称理气药。理气药大多芳香性温,其味辛、苦,善于行散或泄降。具有调气健脾,行气止痛,顺气降逆,疏肝解郁或破气散结等功效。气机不畅多由情志抑郁、寒湿内阻而成,温能祛寒,苦即燥湿又能降逆,辛则开通气结,走而不守,降逆通滞,芳香能化浊通络。本类药物辛燥者居多,易于耗气伤阴,故气虚及阴亏者宜慎用。

陈皮

【性味】辛、苦,温。

【归经】脾、肺经。

【功效】理气健脾,燥湿化痰。

【主治】

　1. 肝郁不舒,脾失健运之脘满腹胀、饮食积滞、吞酸呕吐、腹泻。

　2. 湿痰阻滞之痰多咳嗽、胸闷不畅。

　3. 妊娠恶阻,呕吐。

【常用量】3~9g。

【按】陈皮久存燥性大减,偏于理肺脾之气,还可理气燥湿,如异功散,四君子加陈皮助参术之补气健脾,使补而不滞;陈皮配半夏、茯苓、甘草以助化痰;陈皮配甘草、厚朴、苍术以助燥湿。橘红燥湿化痰,理气消食,并可解表,用于风寒咳嗽。

橘红:偏于理气化痰。

橘核:理气散结,治疗疝及下阴肿痛。

橘络:宣通经络,理气活血。

橘叶:疏肝解郁,行气散结,治乳痈。

青皮:散结消滞,疏肝破气。

木香(广木香、煨木香)

【性味】辛、苦,温。

【归经】脾、胃、大肠、胆经。

【功效】行气止痛,健脾消食。

【主治】

1.肠胃气滞引起的胃胀腹痛、食欲不振、呕吐、肠鸣腹泻、痢疾里急后重。

2.气郁不舒之胎动不安、胸满胁痛、嗳气、吞酸。

【常用量】3~9g。

【按】生用理气止痛,煨用有醒脾止泻之功。广木香用于脾胃,青木香(因含马兜铃酸,现已禁用)用于肝经痛如疝痛、阴囊肿痛。因本药含有挥发油,不宜久煎。本品也有抗肠道细菌作用。

香附

【性味】辛、苦、甘,平。

【归经】肝、三焦经。

【功效】理气解郁,调经止痛。

【主治】肝郁气滞所致胸胁胀痛、消化不良、月经不调、痛经。

【常用量】6~12g。

【按】香附为气中血药,善走能降,性平,治妇科诸病多用。气行则郁解,气通则痛止,气顺则血和。本药生用上行能达表,制用下达于足膝,醋制可消积聚。

乌药

【性味】辛,温。

【归经】肺、脾、肾、膀胱经。

【功效】顺气宽胸,散寒止痛。

【主治】

1. 寒凝气滞所致的胸满腹胀、疝痛、行经腹痛。

2. 食滞中阻之反胃呕吐、吞酸、腹泻、腹痛。

3. 膀胱虚寒之小便频数、白浊。

【常用量】3~9g。

【按】乌药上行达脾胃,下行达膀胱及肾。善于治疗寒郁气逆引起的诸病。

厚朴

【性味】辛、苦,温。

【归经】脾、胃、肺、大肠经。

【功效】健脾燥湿,下气除满。

【主治】

1. 用于湿阻、食积、气滞而致的脾胃不和、脘腹胀满。

2. 湿痰壅肺所致的痰饮胸满、气喘咳嗽。

【常用量】3~10g。

【按】若湿阻中焦可配苍术、陈皮。若积滞便秘,可配大黄、枳实。至于虚寒胀满,应在人参、甘草、生姜等益气、温中之方中佐以厚朴。厚朴有抗菌作用,尤其对金黄色葡萄球菌,所以还可用于化脓性疾病。厚朴花适用于肝胃气滞。

枳实

【性味】苦,微寒。

【归经】脾、胃、大肠经。

【功效】破气散结,化痰消痞。

【主治】

1. 脾失健运,痰湿内阻之胸腹满闷。

2. 湿热食滞之腹痛、便秘、泄泻、里急后重。

3. 肝胃不和。

【常用量】3~9g。

【按】枳实与苍白术同用治脾虚湿阻;与生姜、陈皮同用治寒凝气滞。枳实与枳壳功用相似,但枳实力猛,消坚破积多用之。枳实能加强子宫收缩,兴奋肠胃。

砂仁

【性味】辛,温。

【归经】脾、胃经。

【功效】化湿,行气温中,开胃消食,安胎。

【主治】

1. 寒湿气滞引起的胸腹胀满、食欲不振、消化不良、呕吐、泻利。

2. 中虚气滞所致的胎动不安、妊娠恶阻。

【常用量】3~6g。

【按】砂仁有醒脾理气之功,其性温而不燥,行气而不破气,是消化系统的常用药物。

川楝子(金铃子、苦楝子)

【性味】苦,寒,有小毒。

【归经】肝、胃、小肠、膀胱经。

【功效】行气止痛,杀虫,疗癣。

【主治】

1.肝郁气滞或肝胃不和所致的脘腹疼痛、胁肋作痛、疝痛、睾丸肿痛。

2.虫积腹痛。

3.外用可治头癣。

【常用量】3~9g。

【按】平肝泄热,可除湿热,其杀虫作用不如苦楝根皮。

薤白

【性味】辛、苦,温。

【归经】肺、胃、大肠经。

【功效】行气散结,温中通阳。

【主治】

1.寒痰湿浊凝滞于胸中,阳气不得宣通所致的胸闷作痛或兼见喘息、咳唾之胸痹。

2.胃气壅滞之泻利后重。

【常用量】3~9g。

【按】薤白味辛性温,善于化痰浊,通心阳,为治疗胸阳不振、痰凝气滞所致胸闷疼痛之胸痹要药;瓜蒌味甘性寒,善于清热润燥而化热痰、燥痰,并能宽胸散结,导痰浊下行而治疗痰气互结、胸痹疼痛。二药配伍,一温一寒,一通一降,上开胸痹,下散结滞,通阳化痰宽胸止痛。临床常用薤白、瓜蒌配伍治疗痰浊蒙闭型胸痹心痛。

理气药作用小结

陈皮	理脾肺之气,健脾化痰
木香	行三焦气滞
香附	疏肝解郁,走于肝经
乌药	顺气散寒
厚朴	下气除满
枳实	破积消痞,性烈
枳壳	理气宽中,性缓
砂仁	醒脾开胃
川楝子	疏肝止痛杀虫
薤白	通阳,治胸痹

止咳化痰平喘药应用体悟

　　能减轻和制止咳嗽以及以祛痰、化痰、平喘为主要作用的药物,称为止咳化痰平喘药。根据作用机理,又可分为温化寒痰、止咳平喘药,清化热痰、止咳平喘药,以及润肺止咳、化痰平喘药三类。其中温化寒痰药多味辛、苦,性温,辛味多散,用以行气化痰,苦多降,降气平喘,镇咳;清热化痰药分甘寒、苦寒两类,甘寒以润肺清热,苦寒以清热降火。温化寒痰、止咳平喘药用于咳嗽,气喘,痰饮,痰白而稀,胸闷中风痰鸣,肢体麻木,疼痛痹,关节不利;清热化痰、止咳定喘药用于肺热痰黄而稠,中风,癫痫,惊风。

　　痰饮之物,可随气而升降,人体内无处不到。所以痰饮致病除咳嗽之外,还能引起癫痫、惊厥、瘰疬、疮肿等,所以化痰药不单用于化痰止咳,也不局限于肺。清热化痰药除清肺热之外,还能清心平肝,使神志能清,惊痫能定;温化寒痰药主要温脾胃,散寒湿,入络,通关节。

　　止咳化痰平喘药应用应注意以下几点:

　　1.咳嗽分外感和内伤,所以要配伍治因的药物。

　　2.对形成痰的原因进行分析,如因风、因火的要去其风热,风火去而痰自清,因虚实的要治其虚实。"善治痰者,不治痰而治气","治痰宜先理脾",主要是抓根本。

　　3.本药中含油脂的需打碎用。

　　4.气虚、便溏者慎用。

止咳平喘药

杏仁

【性味】苦、辛,温,有小毒。

【归经】肺、大肠经。

【功效】宣肺润肠,止咳平喘。

【主治】

1. 风邪伤肺,肺失宣降之咳嗽上气。

2. 肠燥气滞之便秘。

【常用量】3~9g。

【按】杏仁分甜、苦二种,苦杏仁偏散降,以治疗实证为主,甜杏仁偏润养,长于治疗虚证。杏仁能疏利开达,破壅降逆,所以除宣肺气之外,还有通便作用。

紫菀

【性味】辛、苦,温。

【归经】肺经。

【功效】润肺下气,化痰止咳。

【主治】肺伤气逆之咳嗽气喘、痰出不利、肺虚久咳、痰中带血。

【常用量】3~9g。

【按】紫菀是止咳要药,性温但不热、不燥。味辛可入气分和血分。能疏肺经气血,所以气火两燔引起的肺痈及寒热咳嗽均可使用。

款冬花

【性味】辛,温。

【归经】肺经。

【功效】润肺补虚,消痰下气。

【主治】

1. 寒痰犯肺之咳喘气逆、痰涎壅盛。

2. 肺燥气逆之咳吐白沫。

【常用量】3~9g。

【按】本品温而不燥,寒热皆可用。与紫菀同用,其止嗽作用强,在临床用时多以蜜炙,增加了润肺之功,肺虚最宜。

白果

【性味】甘、苦、涩,平,有小毒。

【归经】肺经。

【功效】敛肺益气,定喘,止带缩尿。

【主治】

1. 肺虚气逆之咳嗽气喘。

2. 气虚不固之遗尿、带下。

【常用量】3~9g。

【按】白果性涩而敛,偏治久咳,肺虚气逆,白果中毒会出现头痛,发热,抽筋,烦躁不安,呕吐,呼吸困难,可用生甘草60g煎服。本药有抑制结核杆菌作用,可治疗结核病。

桑白皮

【性味】甘,寒。

【归经】肺经。

【功效】泻肺平喘,利水消肿。

【主治】

1.肺热气逆之咳嗽吐血、痰多而黄、身热口渴。

2.水湿停滞之水肿腹胀、小便不利。

【常用量】4.5~9g。

【按】肺虚慎用。炙用泻肺火止嗽,生用清肺利水,桑白皮配伍阿胶、郁李仁、杏仁,治肺痨咳吐血;配地骨皮、生甘草、粳米、竹叶,治肺热咳喘;配大腹皮、陈皮、姜皮、茯苓皮,治水肿,气喘;桑白皮泻肺治水之上源,茯苓皮淡渗治水之下源。

枇杷叶

【性味】苦,平。

【归经】肺、胃经。

【功效】清肺和胃,化痰降气。

【主治】

1.肺失清肃之咳嗽气逆、咯痰不爽。

2.胃热气逆之呕哕不止。

【常用量】4.5~9g,或鲜用以张数计,每次用2~4张。

【按】苦平入肺,其性苦降,以清肃为主,故能降胃之逆气而止呕,生用清热,炙用止嗽。

苏子

【性味】辛,温。

【归经】肺、大肠经。

【功效】止嗽下气,清痰平喘,润肠通便。

【主治】

1.痰壅气逆之咳嗽气喘。

2.肠燥便秘。

【常用量】5~10g。

【按】阴虚咳喘及脾虚便溏者慎用。

止咳平喘药作用小结

杏仁	治疗肺气不降,便秘
紫菀	润肺下气,降气清痰
款冬花	宣肺定喘
白果	敛肺定喘
桑白皮	泻肺平喘,治水肿
枇杷叶	清肺镇咳,治胃热呕哕
苏子	治气壅痰阻

温化寒痰药

半夏

【性味】辛,温,有毒。

【归经】肺、脾、胃经。

【功效】燥湿化痰,和胃止呕,宽中消痞,下气散结。

【主治】

1.痰饮阻滞引起的胃气上逆、胸膈满闷、呕吐头晕、心悸、失眠、咳喘。

2. 痰瘀交凝之瘰疬、痈疽。

【常用量】3~9g。

【按】性温,以化寒痰、湿痰为主,由热引起呕吐的要配伍清热药使用,半夏由于炮制的不同,所以名称和功用都不同。

清半夏:用8%白矾水溶液浸泡,燥湿化痰。

法半夏:用白矾、甘草制,性和缓,燥湿健脾。

姜半夏:用姜、白矾共煮,性温燥,降逆止呕。

半夏曲:半夏粉与姜汁、白矾、面粉发酵而成,健脾胃消食,化痰止呕。

天南星

【性味】辛、苦,温,有大毒。

【归经】肺、肝、脾经。

【功效】化痰燥湿,祛风解痉。

【主治】

1. 风痰阻络之中风痰涌,眩晕,面瘫,肢体麻木,肩背、四肢痛,小儿惊风,破伤风。

2. 痰湿内蕴之气喘吐痰涎、胸膈满闷、呕吐。

3. 外用治痰核瘰疬。

【常用量】炙用,3~6g;生用外敷,或炙用入丸散,0.3~1.2g。

【按】南星,苦、辛,温燥而有毒,开泄走窜,化痰湿作用很强,与防风配用治风痰;与天竺黄、菖蒲同用治痰迷心窍,如癫痫。生品外用有消瘀散结之功,本药有抗惊厥作用。胆南星(用牛胆汁制后)味苦性凉,功效化痰,息风,定惊,乃用胆汁的苦寒,去其温燥之性,加强化痰镇静作用。南星中毒,用醋、浓茶、蛋清解之。

旋覆花

【性味】辛、苦,温,有小毒。

【归经】肺,胃经。

【功效】消痰,利水,降气止呕,疏肝和络。

【主治】

1. 痰阻气滞之气逆喘咳、痰如胶漆、胸膈痰结、胸满胁痛。

2. 痰饮内聚,胃气上逆所致的呕逆不食、气逆。

3. 水湿内停之腹水胀满。

【常用量】3~9g,布包煎。

【按】本药性温散,化痰降气为主要功能,常与代赭石、半夏、生姜、人参、大枣、甘草同用治疗噫气,呃逆,呕吐,咳喘,虚中有实证。金沸草为旋覆花之茎叶,逐水导湿功能强于旋覆花。

白芥子

【性味】辛,温。

【归经】肺,胃经。

【功效】利气豁痰,消肿止痛。

【主治】

1. 寒痰壅滞之喘咳、胸胁满痛、呕吐痰涎。

2. 痰滞经络之关节肿痛、痰核漫肿(阴疽之类)。

【常用量】3~9g。

【按】白芥子温肺豁痰,苏子降气祛痰,莱菔子消食化痰,三者均有平喘止咳作用。

温化寒痰药作用小结

半夏	降逆止呕,消痞散结
天南星	祛风痰,治惊痫、破伤风
旋覆花	降气消痰,治噫气呕吐
白芥子	豁痰利气,治寒性疮疽

清化热痰药

贝母

【性味】苦、甘,微寒。

【归经】肺、心经。

【功效】润肺化痰,散结除热。

【主治】

1. 阴虚火旺之肺热燥咳、痰不易咳出、吐血。

2. 痰热郁结之瘰疬、瘿瘤、痰核。

【常用量】3~9g。

【按】贝母有川贝、浙贝之分,川贝滋润性强,多用于肺热燥咳、肺虚劳咳;浙贝母开泄力强,用于外感风邪、痰热郁肺的咳嗽,贝母与连翘配伍治疗甲状腺肿。

瓜蒌

【性味】甘,寒。

【归经】肺、胃、大肠经。

【功效】清热化痰,润燥止咳,理气宽中散结。

【主治】

1. 肺燥伤阴所致的咳痰黏稠、咳吐不畅、喘气胸满。

2. 痰浊上壅所致的胸痹、心痛。

3. 肠燥失调之大便干燥。

4. 毒热郁结,乳痈初起(未成脓时)。

【常用量】9~30g。

【按】瓜蒌能清上焦积热,又可化痰之胶黏。反乌头。瓜蒌仁质润多油,偏于润肠;瓜蒌皮利膈宽胸,化痰;天花粉为栝楼的根,功效清热止渴,益胃生津。

桔梗

【性味】苦、辛,微温。

【归经】肺经。

【功效】止咳祛痰,宣肺排脓。

【主治】

1. 风邪外束引起的咳嗽鼻塞、痰多不利、胸膈满闷、咽喉肿痛。

2. 热毒壅肺之肺痈吐脓痰,外科脓疡。

【常用量】3~9g。

【按】桔梗可引药上行,炒炭治痢疾里急后重,能促进气管分泌,可用祛痰,用量过大可引起恶心呕吐。

前胡

【性味】苦、辛,微寒。

【归经】肺经。

【功效】宣肺清热,化痰止咳。

【主治】头痛,发热,咳嗽,呕逆,痰黄稠,哮喘,胸闷。

【常用量】4.5~9g。

【按】本药用于外感热证之初,本药为先升后降。加强呼吸道分泌物排出。

竹茹

【性味】甘,微寒。

【归经】肺,胃经。

【功效】清热祛痰,止呕。

【主治】肺胃热盛引起的咳嗽和呕吐,并有清热安胎之功。

【常用量】6~9g。

【按】本品常与半夏同用,化痰止呕。但半夏温,竹茹寒,要分清。

天竺黄

【性味】甘,寒。

【归经】心,肝经。

【功效】清热豁痰,定惊安神。

【主治】痰热闭阻,蒙蔽心窍之中风不语、神昏谵语、四肢抽搐。

【常用量】3~6g。

【按】本药主要作用是清热化痰,清心利窍,治惊痫,常与胆南星同用。

葶苈子

【性味】辛、苦,大寒。

【归经】肺,膀胱经。

【功效】逐饮行水,泻肺定喘。

【主治】痰水上犯,肺气壅实之咳嗽气喘、水肿、小便不利。

【常用量】3~9g。

【按】葶苈子分甜、苦二种。甜缓和可多用。苦性烈,宜少用。主要作用是泻肺气,通利水道。肺为水之上源,肺气壅塞,而使三焦气化不利,水湿泛滥,而成咳满、肿胀,凡虚证要慎用,可治肺痈及渗出性胸膜炎。可以强心利尿,治心脏病水肿,肺源性心脏病,合并心力衰竭,可用葶苈子研末,每日 3~6g,分 3 次口服。

海浮石

【性味】咸,寒。

【归经】肺经。

【功效】清肺化痰,软坚散结。

【主治】

1. 咳嗽痰稠、咯血,常与贝母配伍。

2. 尿结石、甲状腺肿、淋巴结核。

【常用量】9~12g。

清化热痰药作用小结

贝母	治劳热咳嗽,消痰核瘿瘤
瓜蒌	润肺下气,治胸痹
桔梗	开宣肺气,消肿排脓
前胡	散风清热
竹茹	清肺胃之热,止呕
天竺黄	豁痰,凉心定惊
葶苈子	泻肺利水
海浮石	软坚散结

补益药应用体悟

能补养充实气血，平调阴阳，达到补虚扶正的药物称为补益药。补益药功效补虚扶正，增强机体免疫力，主要补益气、血、阴、阳。故一般又可分为补气药、助阳药、补阴药、补血药。补气、助阳药多为甘温辛热，补血、补阴药多为甘平咸寒。

张景岳云："补方之制，补其虚也。凡气虚者，宜补其上，人参、黄芪之属是也。精虚者，宜补其下，熟地黄、枸杞之属是也。阳虚者，宜补而兼暖，桂、附、干姜之属是也。阴虚者，宜补而兼清，门冬、芍药、生地黄之属是也……故善补阳者，必于阴中求阳，则阳得阴助，而生化无穷；善补阴者，必于阳中求阴，则阴得阳升，而源泉不竭。"阳虚者常有气虚，而气虚者又常易导致阳虚；阴虚者多兼见血虚，而血虚者常易导致阴虚。气血同源，在应用补气药时常配合补血药。

应用补益药应注意以下几点：

1. 当用才用，不可滥用，这一点十分重要。一个人的生命活动依靠自身的锻炼，不可片面追求补益。

2. "补正勿忘祛邪，填补必先理气"，应用补益药时要防止滋补而敛邪。

补 气 药

黄芪

【性味】甘,温。

【归经】肺、脾、肝、肾经。

【功效】补气升阳,固表止汗,利尿消肿,托疮生肌。

【主治】

1. 肺脾气虚,中气下陷,症见头晕、气短、肢痿、食少腹胀、脘闷、子宫下垂、便血、泄泻、水肿、小便不利、气喘。

2. 表虚不固之自汗、盗汗。

3. 气血亏耗,产后气血亏虚,痈疽疮疡、内陷、久溃。

【常用量】9~15g,大量用至 30~60g。

【按】凡实热证,有表邪者忌用。黄芪配伍白术、防风,合为玉屏风散,治疗气虚自汗;与熟地黄、黄柏治疗阴虚盗汗;与附子同用治疗阳虚自汗;加当归为当归补血汤;加升麻治疗中气下陷。炙黄芪补气力强,生黄芪则偏重于止汗、利水、托疮。黄芪补气兼能扶阳,党参补气兼能益阴,故二药常同时应用。现代药理学表明:黄芪有强心作用及中等的利尿作用,可以降血压、扩张冠状动脉及肾脏血管及末梢血管,有类似激素之功。

党参

【性味】甘,平。

【归经】脾、肺经。

【功效】补中益气。

【主治】

1.肺脾两虚,症见四肢倦怠、食欲不振、水肿、脱肛、慢性腹泻、久咳虚喘。

2.气虚血亏所致头晕贫血,以及慢性肾炎、糖尿病、结核之气虚证者。

【常用量】5~10g,单方用量多为30g。

【按】党参为桔梗科植物,有类似人参的作用,但力弱。治一般虚证,可代替人参使用;治虚脱重证,则仍用人参为宜。党参之名始见于《本草从新》,谓:"按古本草云:参须上党者佳。今真党参久已难得,肆中所卖党参,种类甚多,皆不堪用。惟防风党参,性味和平足贵。根有狮子盘头者真,硬纹者伪也"。此处所说的"真党参"系指产于山西上党(今山西长治)的五加科人参。由于该地区的五加科人参逐渐减少乃至绝迹,后人遂用其他药材形态类似人参的植物伪充之,并沿用了"上党人参"的名称。至清代医家已清楚地认识到伪充品与人参的功用不尽相同,并逐渐将形似防风、根有狮子盘头的一类独立出来作为新的药材品种处理,定名为"党参"。关于这种党参的形态,《植物名实图考》有详尽记载:"党参,山西多产。长根至二三尺,蔓生,叶不对,节大如手指,野生者根有白汁,秋开花如沙参,花色青白,土人种之为利"。结合其附图,原植物与今所用桔梗科党参一致。现代药理表明:党参能增肌红细胞作用,有降压作用。品种有潞党、东党、台党、口党等,均为山西道地药材,其作用大致相同。而伞形科明党参是华东地区著名药材,能清肺、化痰、平肝、和胃、解毒,治痰火咳嗽喘逆、头晕、呕吐、目赤、白带等症,为不同科属、不同作用的药材,当明辨。

白术

【性味】甘、苦,微温。

【归经】脾、胃经。

【功效】补脾燥湿,和中祛痰。

【主治】

1. 脾失健运,水湿内停,症见食少腹胀、消化不良、水肿。

2. 气虚不固之咳喘、自汗。

【常用量】5~9g。

【按】生用偏于除湿,炒用偏于健脾。苍术健脾发汗,白术补脾止汗。苍术既可以用于表证,又可以用于里证,有表湿者可祛表湿,有里湿者可燥里湿,有脾虚者可健运脾胃,有脾胃虚寒者可温脾。白术可以利尿,特别是可以加强钠盐的排出。

山药

【性味】甘,平。

【归经】脾、肺、肾经。

【功效】补脾养胃,生津益肺,补肾涩精。

【主治】

1. 肺虚之喘咳,脾虚之食少、泄泻便溏、久泻、白带过多。

2. 肾虚之遗精、带下、尿频,虚热消渴。

【常用量】9~30g。

【按】山药原名薯蓣,古时因避讳而更名为山药,以河南怀庆府所产最佳,谓之"怀山药"。本品不寒不燥,生用滋阴,炒用补脾肾,大量用可以治疗消渴病,常与玉竹配伍治疗消渴病。现代药理学研究显示,山药含有大量黏蛋白,能防止结缔组织的萎缩,预防和治疗类风湿关节炎、硬皮病。

黄精

【性味】甘,平。

【归经】脾、肺、肾经。

【功效】补气养阴,健脾,润肺,益肾。

【主治】

1.肺虚津亏之咳嗽咯血、内热消渴。

2.脾胃虚弱之体倦乏力、口干食少。

【常用量】6~9g。

【按】黄精功似熟地黄,但其性补而不腻,小儿体虚用之最宜,还可以降低血糖和血压。

大枣

【性味】甘,平。

【归经】脾、肺、肾经。

【功效】补中益气,养血安神,缓和药性。

【主治】脾虚食少,乏力便溏,妇人脏躁。

【常用量】6~15g。

甘草

【性味】甘,平;炙甘草微温。

【归经】心、肺、脾、胃经。

【功效】补中益气,清热解毒,祛痰止咳,调和诸药。

【主治】

1.脾虚肺弱之泄泻、腹痛、胃痛、咳喘。

2. 火毒内炽之咽喉肿痛、口渴、痈肿疮毒。

3. 气虚血少之心动悸、脉结代（炙甘草）。

4. 缓解药物毒性、烈性。

【常用量】3~9g。

【按】调和百药是甘草的一大特点,甘草配芍药可缓急止痛,炙甘草可益气复脉,甘草梢治疗热淋尿痛。甘草的副作用有降低血钾、引起下肢水肿和血压升高,故不可过量应用。

助 阳 药

肉苁蓉

【性味】甘、酸、咸,温。

【归经】肾经。

【功效】补肾益精,助阳润肠。

【主治】

1. 火衰精亏之男子阳痿、滑精、尿后余沥,腰膝冷痛,下肢无力,女子不孕症。

2. 肠燥精亏,老人、虚人便秘。

【常用量】10~15g。

【按】肉苁蓉可治疗"男子绝阳不兴,女子绝阴不产",具有补肾阳、益精血、抗衰老的功能,可滋老年肾气。本品性温而不燥,能补肾润肠通便,并有降压作用。脾虚腹泻、阳举肾热者不用。

菟丝子

【性味】甘、辛,平。

【归经】肝、肾经。

【功效】补肾固精,养肝明目。

【主治】肝肾不足,肾虚精冷,阳痿、遗精,耳鸣目花,腰膝酸痛,小便频数,遗尿,久利,习惯性流产。

【常用量】10~15g。

【按】菟丝子补肾助阳,亦能补阴,含维生素 A,有明目作用。有报道用菟丝子全草 25g,浸于 95% 乙醇 100ml 中,48 小时后外用,每日 2~3 次,可治疗白癜风。

补骨脂

【性味】辛、苦,大温。

【归经】脾、肾经。

【功效】补肾壮阳,温中止泻。

【主治】

1. 脾肾阳虚之五更泻、久利、老人(虚寒)喘咳、阳痿、阴囊湿冷。

2. 肾气不固之滑精、早泄、遗尿。

【常用量】10~15g。

【按】补骨脂浓煎液外用可治鸡眼。

核桃仁

【性味】甘,温。

【归经】肾、肺、大肠经。

【功效】补肾强壮,敛肺定喘。

【主治】

1. 腰痛腿弱,腰间重坠、起坐困难等。

2. 虚寒喘咳,肺虚久咳不止。

3.肠燥便秘。

【常用量】10~60g。

续断

【性味】苦,微温。

【归经】肝、肾经。

【功效】补益肝肾,接续筋骨,止血安胎。

【主治】

1.肝肾虚寒之腰膝酸痛、胎动不安、崩漏、带下、遗精。

2.筋伤骨折疼痛。

【常用量】10~15g。

【按】本品含有维生素 E,并能催乳。

狗脊

【性味】甘,温。

【归经】肝、肾经。

【功效】补肝肾,强筋骨,祛风湿,利关节。

【主治】肝肾不足引起的下肢无力,风湿痹痛,腰痛;肾气不固所致白带,小便不禁。

【常用量】10~15g。

杜仲

【性味】甘、辛,微温。

【归经】肝、肾经。

【功效】补肝肾,强腰安胎。

【主治】

1. 肝肾两亏之头目眩晕、腰脊痛、阳痿早泄、遗精。

2. 肾虚不固之习惯性流产、胎动不安。

【常用量】10~15g。

【按】杜仲可以降血压,是治腰痛要药。

补　阴　药

沙参

【性味】甘、淡,微寒。

【归经】入肺、胃经。

【功效】养阴清肺,益胃生津。

【主治】

1. 肺热伤阴之燥咳、久咳、咯血。

2. 热病伤阴之胃燥咽干、口渴。

【常用量】9~15g。

【按】沙参分南北,主治大致相同,南沙参偏于祛痰,北沙参偏于养阴。

麦冬

【性味】甘、微苦,寒。

【归经】入心、肺、胃经。

【功效】润肺清心,养胃生津。

【主治】

1. 肺燥伤阴之虚劳干咳、痰少燥咳或咳血。

2. 阴虚火旺之心烦口渴、咽干喉痛、便秘。

3. 气阴不足之心悸、无力、多汗。

【常用量】9~15g。

【按】麦冬用于上中焦,吴鞠通治疗热病伤津的大便秘结用生地黄、麦冬,玄参,方名增液汤,此为增水行舟之法。

玄参（元参、黑参、京元参、润元参）

【性味】甘、苦、咸,微寒。

【归经】入肺、肾经。

【功效】滋阴降火,清热解毒。

【主治】

1. 热伤营血之斑疹、心烦、神昏。

2. 虚火上炎引起的咽干痛、目赤、口腔炎、白喉。

3. 热伤津液所致的发热不退、口干舌燥、大便秘结。

【常用量】9~30g。

【按】本药是治疗阴虚火旺引起的白喉的主药,配伍栀子、连翘、牛蒡子、甘草、桔梗治疗咽喉肿痛;配伍昆布、海藻、贝母、夏枯草、牡蛎治疗瘰疬。现代研究证实玄参可以降低血压。

百合

【性味】甘、苦,微寒。

【归经】入心、肺经。

【功效】养阴润肺,清心安神。

【主治】阴虚内热之潮热、劳嗽咳血、干咳无痰、虚烦惊悸、失眠。

【常用量】3~9g。

【按】本药脾胃虚寒者不宜用。《金匮要略·百合狐惑阴阳毒病证治》云："百合病……意欲食复不能食,常默默,欲卧不能卧,欲行不能行,饮食或有美时,或有不用闻食臭时,如寒无寒,如热无热,口苦,小便赤,诸药不能治,得药则剧吐利,如有神灵者,身形如和,其脉微数。"本病以百合为主治疗,是大病后虚热不清,气血不和所致。

石斛

【性味】甘、淡,微寒。

【归经】入胃、肾经。

【功效】益胃生津,滋阴除热。

【主治】

1. 热病伤阴,症见口干烦渴、干呕、食少、舌燥唇裂。

2. 湿热证。

【常用量】9~15g。

【按】石斛主要养肺胃之阴,多用于热病之后和体质虚弱之患者。鲜石斛滋阴清热力强。本药配伍生地黄、麦冬、天花粉、连翘、桑椹,治疗热病伤阴,有清热存阴之功,对眼科疾病有疗效。六味地黄丸加石斛、黄连、知母治疗下消病(糖尿病之下焦尿频数)。

枸杞子

【性味】甘,平。

【归经】入肝、肾经。

【功效】补肾益精,养肝明目。

【主治】

1. 肾阴不足,虚劳损精之阳痿遗精,肾病消渴。

2. 肝肺阴虚之头晕目暗、视物模糊、肺燥咳嗽。

【常用量】9~15g。

【按】枸杞子以补肝肾养血、益精助阳为主功,其根为地骨皮,用于阴虚劳热。现代研究证实枸杞子有降血糖的作用。

女贞子(冬青子、女贞实)

【性味】甘、苦,凉。

【归经】入肝、肾经。

【功效】补肾益肝,清热明目。

【主治】骨蒸潮热,腰膝痿软,眩晕耳鸣,两目昏花,须发早白,心悸失眠,口疮。

【常用量】9~15g。

【按】女贞子补而不燥不腻,是清补之药,配旱莲草为二至丸,治疗神经衰弱。女贞子鲜叶有解毒消炎镇痛的作用,可以外用治疗疖肿。女贞子可治颈部淋巴结核、肺结核所致的潮热。现代研究证实女贞子含有葡萄糖和右旋甘露醇,有缓泻作用,并有强心利尿的作用。

鳖甲

【性味】咸,寒。

【归经】入肝、脾、肾经。

【功效】益阴除热,软坚散结。

【主治】

1. 阴虚内热之骨蒸盗汗、劳损咳嗽、虚热动风。

2. 瘀血内热之久疟、胁下痞硬、癥瘕。

【常用量】10~30g。

【按】鳖甲和龟甲作用大致相同,但鳖甲主入肝脾血分,通血络,消瘀血,破结,治肝脾大;龟甲主入心肾血分,补血止血。

龟甲

【性味】咸、甘,寒。

【归经】入肝、肾、心经。

【功效】滋阴潜阳,退骨蒸,益肾健骨。

【主治】

1. 阴虚火旺之劳热、盗汗、心悸、耳鸣、血枯神疲、腰膝酸软、遗精、崩漏。

2. 肾虚骨软,小儿营养不良、囟门不闭。

【常用量】9~24g。

【按】龟甲性阴寒,养阴补血。龟甲熬成胶有止血作用,用于治疗贫血和子宫出血。

玉竹(葳蕤)

【性味】甘,微寒。

【归经】入肺、胃经。

【功效】养阴润燥,生津止渴。

【主治】阴液不足,肺虚咳嗽、咳痰不利、咽痛、干咳少痰、骨蒸、口干消渴、多食易饥、心烦、便秘。

【常用量】10~15g。

【按】功效近于麦冬,但主治上焦肺经为主,阳虚便溏者不用。现代研究证实玉竹有强心作用。

旱莲草

【性味】甘、酸,凉。

【归经】入肝、肾经。

【功效】凉血止血,补肾益阴。

【主治】肝肾阴虚而致的各种出血。

【常用量】10~15g。

【按】旱莲草同女贞子同用为二至丸,并能治疗白发。

补阴药作用小结

沙参	清肺胃之热
麦冬	润肺清心
玄参	滋阴降火
百合	润肺宁心
石斛	热病伤阴
枸杞子	滋补肝肾
女贞子	补益肝肾
鳖甲	滋阴潜阳,清热力强,软坚破瘀
龟甲	滋阴潜阳,滋阴为强,益肾强骨
玉竹	养阴润燥
旱莲草	凉血止血

补 血 药

当归

【性味】甘、辛、苦,温。

【归经】入肝、心、脾经。

【功效】补血调经,活血止痛,润燥滑肠。当归头能止血,身能养血,尾能破血,全当归能和血。

【主治】

1. 心肝血虚,症见面色萎黄、眩晕、月经不调、经闭、痛经、崩漏下血、便秘(产后便难)。

2. 血瘀阻络之风湿痹痛、损伤瘀血、产后瘀血、腹痛、外科痈疡。

【常用量】9~15g。

【按】本药甘补温通,辛香走散,即补又调,并有理气之功,可与多药配伍。临床应用时通经活血可酒炒,补血生用,止血炒炭。

白芍

【性味】苦、酸,微寒。

【归经】入肝、脾经。

【功效】养血敛阴,平肝,缓急止痛。

【主治】

1. 血虚阴亏之月经不调、经行腹痛、崩漏、腓肠肌痉挛。

2. 肝脾不和之泻利。

3. 血虚肝旺,症见头晕、失眠、胁痛、四肢拘紧、虚汗出。

4. 肝郁不舒诸痛。

【常用量】9~15g。

【按】现代研究证实白芍有抗菌作用,能抑制中枢性疼痛,缓解平滑肌痉挛,对痢疾和胃肠痉挛疼痛有良效。

熟地黄

【性味】甘,微温。

【归经】入肝、肾经。

【功效】补血益精,滋肾养肝。

【主治】

1.肝肾阴虚之头晕目暗、四肢无力、气短、心悸、遗精、月经不调,产后血虚。

2.阴虚血亏之消瘦、干咳、潮热盗汗、吐血、衄血。

【常用量】9~30g,大补可用至60g。

【按】熟地黄是生地黄经九蒸九晒,色味性俱变,性由凉转温,有补血之功。但本品黏腻碍胃,应加理气药,所以用熟地黄时加用砂仁。现代药理证实熟地黄有强心利尿作用。

何首乌

【性味】苦、甘、涩,温。

【归经】入肝、心、肾经。

【功效】养血益肝,固精补肾。

【主治】

1.阴虚血枯,症见头晕耳鸣、心悸失眠、腰膝酸软、肢体麻木、白发、遗精阳痿。

2.气血不和,症见久病皮肤瘙痒、瘰疬、久疟。

【常用量】9~15g。

【按】何首乌生用滋阴润肠,治疗瘰疬、久疟;熟用补益填精;何首乌藤浆液可点刺瘊、寻常疣。首乌藤甘平可养血安神,祛风通络,用于失眠多梦。

紫河车

【性味】甘、温,咸。

【归经】入心、肺、肾经。

【功效】益气养血,补精。

【主治】虚劳损伤,肾气虚弱之久虚咳喘、骨蒸劳热、阳痿、女性不孕。

【常用量】3~6g,冲服。

补血药作用小结

当归	补血活血,缓急止痛
白芍	柔肝止痛
熟地黄	滋肾生精
何首乌	养血乌发功强于熟地黄,并能通便,其藤能安神
紫河车	扶正治劳咳喘,补虚弱

安神镇惊药应用体悟

具有安神宁志、镇惊息风等作用的药物统称为安神镇惊药。而安神和镇惊又是两类药物。安神药多为味甘、咸,性平,甘能缓急,能补能和,使心得所养,神志宁和。镇惊药性味多咸寒,多为金石蚧壳。

本类药功效安神定志,镇惊安神,芳香开窍;平肝潜阳,镇惊息风,清热解毒,化痰解痉。一般适用于忧思郁结,悲恐过度,如惊悸、癫痫、狂妄、烦躁易怒、失眠健忘、盗汗等。并能防治热极生风,如神昏谵语、痉厥、口眼歪斜。

注意事项:①安神药多用于虚弱患者,而镇惊药多为急性热性病。②本类药大致为治标药,应与治本药配伍。③本类药只宜暂用,久用则伤正,如朱砂、羚羊角粉。④本类药需要煎煮较长时间,才能发挥药效。

安 神 药

酸枣仁

【性味】甘、酸,平。

【归经】心、肝经。

【功效】补肝益胆,宁心安神。

【主治】

1. 心血不足,症见神疲健忘、惊悸、失眠、盗汗、多梦。

2. 肝胆血虚之头眩、烦渴、虚烦不寐。

【常用量】9~15g。

【按】炒用可养肝血以安神,生用可清肝胆之火。酸枣仁配伍黄连治心烦不眠。配白芍、知母治心烦。配沙参、五味子治盗汗。配朱砂、茯神治心虚少眠。本药不宜炒得过久,否则去油则失去镇静作用。

远志

【性味】苦、辛,温。

【归经】肺、心、肾经。

【功效】安神益志,祛痰利窍。

【主治】

1. 心肾不交之心悸健忘、失眠多梦。

2. 痰阻心窍之惊痫、神昏、痰涎壅盛。

3. 咳嗽痰多、瘰疬痰核。

【常用量】3~6g。

【按】远志能通肾气,上达于心,助心阳,益心气。常与菖蒲、茯神、酸枣仁等配伍。现代医学研究显示,本药能增加支气管分泌及黏膜上皮纤毛运动,有助于排痰。本药能刺激胃黏膜而引发反射性恶心,所以有慢性胃病者不宜用。

柏子仁

【性味】甘,平。

【归经】心、肾、大肠经。

【功效】养心安神,润肠通便。

【主治】

1. 心血不足,症见心悸、健忘、失眠、多梦、盗汗。

2. 血燥不润,津少便秘。

【常用量】9~15g。

【按】柏子仁入心肾经,功似酸枣仁,但柏子仁芳香和中,脂多而润。酸枣仁偏于补肝,除治失眠外,尚能敛汗。本药配伍郁李仁、火麻仁可治老人便秘。

合欢花

【性味】甘,平。

【归经】心、肝经。

【功效】安神解郁。

【主治】忧伤心脾,胸满不食,心悸失眠。

【常用量】5~10g。

【按】合欢皮功用同合欢花,但可以活血止痛,生肌续骨。

磁石

【性味】辛、咸,微寒。

【归经】肝、心、肾经。

【功效】补肾纳气,潜阳镇惊。

【主治】

1. 阴虚阳亢,症见耳鸣耳聋、头晕头痛、视物不清、癫狂。

2. 肾不纳气之气急虚喘。

3. 心肾不交之心悸、失眠。

【常用量】9~30g,先煎。

【按】重镇之药均能伤气,不宜久用。本药配伍当归、生地黄、白芍治疗血虚头晕,本药有强壮补血,镇静中枢神经的作用。

菖蒲

【性味】辛,温。

【归经】心、胃经。

【功效】开窍逐痰,散风祛湿,宽中和胃。

【主治】

1. 痰浊蒙蔽清窍,症见癫狂、神昏、谵语、耳聋。

2. 风寒湿痹之关节不利。

3. 痰阻气滞,症见咳逆痰多、腹胀、胃脘胀满不适。

4. 心肾不交之健忘、失眠。

【常用量】3~6g。

【按】菖蒲芳香辟秽,振奋清阳,聪灵耳目,并能促进消化液分泌,弛缓平滑肌痉挛,促进食欲。

安神药作用小结

酸枣仁	补肝安神,敛汗
远志	止咳化痰
柏子仁	润燥滑肠,治血虚失眠
合欢花	解郁安神
磁石	纳气镇惊,治虚喘
菖蒲	芳香开窍,治痰蒙心窍

镇惊息风药

天麻

【性味】甘、辛,微温。

【归经】肝经。

【功效】平肝息风,定惊止痉。

【主治】

1. 肝风内动,症见眩晕、头痛、痉挛抽搐。

2. 风痰入络,症见中风、口眼歪斜、语言謇涩、肢体麻木、瘫痪。

3. 风湿痹证之腰腿痛。

【常用量】10~15g。

【按】天麻治疗眩晕属肝风而夹痰者最为相宜,因味辛性温,辛能去风,温能通络。天麻配伍川芎,治偏正头痛;配半夏、茯苓、甘草、白术,治中风痰盛。

钩藤

【性味】甘,寒。

【归经】肝、心包经。

【功效】平肝息风,清热镇惊。

【主治】

1. 肝热生风之发热、小儿惊啼、四肢抽搐。

2. 肝风上扰引起的头目眩晕、头痛、烦闷不安。

【常用量】10~20g。

【按】钩藤煎时需后下,不能超过20分钟,本症在无抽搐时用以预防,抽搐时须加全蝎、蜈蚣。本品能抑制中枢神经,扩张末梢血管,具有镇静降压作用。

全蝎

【性味】甘、辛,平,有毒。

【归经】肝经。

【功效】镇惊息风,通络止痛,攻毒散结。

【主治】

1. 风邪入络之惊痫抽搐、中风、半身不遂、破伤风。

2. 痰湿风热,气毒结聚,瘰疬毒疮。

【常用量】入煎剂,2~5g;研末吞服,每次 0.6~1g。

【按】全蝎息风之力强于钩藤、僵蚕、地龙,对心脏血管有兴奋作用,对呼吸中枢有抑制作用。

蜈蚣

【性味】辛,温,有毒。

【归经】肝经。

【功效】镇惊息风,解蛇毒。

【主治】

1. 肝风内动,症见抽搐、角弓反张、破伤风。

2. 风毒内聚、蛇虫咬伤、伤处红肿疼痛。

【常用量】1~3 条。

【按】蜈蚣药性猛烈,散风定抽,能令血化燥,故不宜久用。本药配伍南星、防风治破伤风,配甘草治百日咳,配伍全蝎、土鳖虫治骨结核。

僵蚕

【性味】咸、辛,平。

【归经】肝、肺经。

【功效】祛风清热,镇惊化痰。

【主治】

1. 风热痰结,症见发热、头痛、眩晕、抽搐、痉挛。

2. 风痰入络之中风、失音。

3. 风痰郁表所致之丹毒、风疹、皮肤瘙痒。

【常用量】3~10g。

【按】虫体死后不腐烂,是本药之特点。僵蚕配蝉衣、杭菊、防风治感冒头痛,配贝母治瘰疬。

地龙

【性味】咸,寒。

【归经】肝、脾、膀胱经。

【功效】清热止痉,活络,利尿,平喘。

【主治】

1. 肝热动风所致的惊狂、惊风。

2. 邪阻经络之中风、半身不遂。

3. 小便不利、水肿。

4. 风热阻肺之哮喘。

【常用量】3~10g。

【按】地龙配伍夏枯草、黄芩治高血压,配附子治寒湿痹证。地龙有舒张支气管作用,治疗哮喘有一定效果,并有降血压作用。

白蒺藜(刺蒺藜)

【性味】辛、苦,温。

【归经】肝经。

【功效】疏肝解郁,祛风明目,平肝散风。

【主治】

1. 肝经风热、肝阳偏亢,症见目赤肿翳、目疾多泪、头痛眩晕。

2. 风热郁表之风疹。

3. 肝气郁结之胸胁不舒或胁肋胀痛。

【常用量】9~12g。

【按】白蒺藜与沙苑蒺藜不一样,白蒺藜有降血压作用,沙苑蒺藜有补益肝肾作用。

代赭石

【性味】苦,寒。

【归经】心、肝经。

【功效】清火平肝,降逆,凉血止血。

【主治】

1. 肝阳上亢之头晕、耳鸣。

2. 肝热犯胃所致的恶心、呕吐。

3. 血热气逆所致的咳血、吐血、衄血。

【常用量】6~30g。

【按】代赭石有降血压作用,并有收敛和保护胃黏膜作用,与旋覆花同用治疗恶心气逆。

石决明

【性味】咸,寒。

【归经】肝经。

【功效】平肝潜阳,除热明目。

【主治】

1. 肝阳上亢之头痛、头晕目眩。

2. 肝经风热所致手足痉挛、视物障碍、青光眼。

【常用量】9~30g。

【按】石决明生用潜降,煅用收敛。

珍珠母

【性味】甘、咸,寒。

【归经】肝、心经。

【功效】镇静安神,平肝潜阳,制酸。

【主治】

1. 心虚有热之心悸、失眠、惊痫。

2. 肝阳上亢之头目眩晕、耳鸣。

3. 肝气犯胃引起的嘈杂吐酸。

【常用量】15~30g。

平肝息风镇痉药作用小结

天麻	治痹痛、肢体麻木
钩藤	清热降压
全蝎、蜈蚣	均有毒,镇痉力强,治疗破伤风;全蝎毒性较小,蜈蚣毒性较大,力强

僵蚕	祛风化痰
地龙	活血通络
白蒺藜	散风热
代赭石	降逆止呕
石决明	明目退翳
珍珠母	心悸失眠

固涩药应用体悟

以固脱收涩为主要作用,治疗滑脱病证的药物称固涩药。本类药多酸涩,酸性收敛,性凉温都有,应用因病而异。有些甘味药具有补益作用,对固脱有利。

本类药在应用上有对症治疗的意思,如汗多用止汗,泻多用止泻。针对不同的病因,临证用药时还要经辨证配伍,才能标本同治。

固涩药多用于下列情况。①津液不敛:自汗盗汗、汗出不止、小便不禁、遗尿、老年尿频等。②精气不固:遗精、滑精、虚喘、久淋、久泻。③肾虚不固:崩漏带下、子宫下垂。

本类药应用时应注意:①如表邪未解者不宜早用敛汗药;②高热"战汗"不要用敛汗药;③战汗后必脉静,身凉则汗止;④急救脉伏欲脱的要敛汗加回阳药治疗;⑤相火动而遗精,要配合滋阴降火药。

五味子

【性味】酸、咸,温。

【归经】肺、肾、心经。

【功效】敛肺滋肾,生津涩精。

【主治】

1. 气虚不敛之虚咳气喘。

2. 精气不固之遗精遗尿、久泻久痢。

3.阴虚津亏之口干渴、盗汗、多汗。

【常用量】1.5~9g。

【按】本品五味俱全,但以酸味为主,故功用以收为主。并有抗菌作用,可加强心血管张力、兴奋呼吸中枢,且可以降酶保肝。

浮小麦

【性味】甘、咸,凉。

【归经】心经。

【功效】养心益气,除热止汗。

【主治】

1.心液不固之自汗、盗汗。

2.阴虚内热之骨蒸劳热、虚烦不眠、心悸。

【常用量】15~30g。

【按】本药与麻黄根同用,敛阴止汗效果很好;与大枣、甘草同用,有养心作用,治疗癔症。

龙骨

【性味】甘、涩,平。

【归经】心、肝经。

【功效】平肝潜阳,镇惊安神,收敛固涩。

【主治】

1.阴虚肝旺、虚阳浮越所致头晕。

2.癫狂、惊悸失眠。

3.遗精、自汗、盗汗、崩漏、泄泻。

【常用量】15~30g。

【按】平肝、镇静生用,收敛止汗煅用。外用可以止血生肌,多与牡蛎同用。

附：龙齿的来源同龙骨，为古代哺乳动物的牙齿化石，安神作用佳，为治失眠、心悸常用之品。

【常用量】9~15g。

牡蛎

【性味】咸、涩，寒。

【归经】肝、肾经。

【功效】滋阴潜阳，化痰软坚，固涩制酸。

【主治】

1. 阴虚阳亢所致的头晕头痛、心悸、多梦、失眠、耳鸣。

2. 阴虚血热之骨蒸、盗汗、自汗。

3. 下元不固之遗精、滑精、带下、久泻。

4. 肝邪犯胃之胃痛、呕吐酸水。

5. 治瘰疬痰核。

【常用量】15~30g。

【按】牡蛎生用滋阴潜阳、化痰软坚；煅用固涩收敛止虚汗。本品与柴胡配伍治疗胁下痞硬；以茶为引可消头上疖肿；以大黄为引可消腹间肿块；与地黄配伍可治下焦，益精收涩。

覆盆子

【性味】甘、酸，微温。

【归经】肝、肾经。

【功效】补肾固精，涩小便。

【主治】肾虚不固之遗尿、遗精、尿频等证。

【常用量】3~10g。

【按】覆盆子的固涩作用比较强,尤其对遗尿遗精滑精,效果很强,有时治疗白带,对虚寒性效果好。

桑螵蛸

【性味】甘、咸,平。

【归经】肝、肾经。

【功效】补肾固精,涩小便。

【主治】由于肾阳不足引起的遗精遗尿或小便频数、白带过多。

【常用量】3~15g。

【按】海螵蛸入血分止血;桑螵蛸入气分,固精;金樱子以固涩为主,是治标之药;而桑螵蛸有补肾固涩之功,故二药同用则标本均治。本品必须炙用。

乌梅

【性味】酸、涩,平。

【归经】肝、脾、肺、大肠经。

【功效】敛肺安蛔,涩肠生津。

【主治】脏寒,久泻久痢,久咳不止,胆道蛔虫病,心烦口渴。

【常用量】3~9g,大剂量可用至30g。外用适量。

【按】有表实邪不宜用。配鳖甲可治肝脾大。乌梅可以擦牙龈,开牙关紧闭;外治恶瘤胬肉。本药有抗菌作用,治疗肠炎及小儿无名发热;外用还可治疗鸡眼。

瓦楞子

【性味】咸,平。

【归经】肺、胃、肝经。

【功效】消瘀,散痰积,止酸,软坚。

【主治】适用于瘀血结块,治瘀血痰湿的胃痛吐酸。

【常用量】10~15g,煅用。

乌贼骨

【性味】咸、涩,微温。

【归经】肝、肾经。

【功效】止血止带,固精,止酸。

【主治】配伍可治疗溃疡病。

【常用量】10~15g。

固涩药作用小结

五味子	敛肺滋肾,治虚喘
浮小麦	养心除烦
龙骨	重镇安神
牡蛎	育阴潜阳,软坚化结
覆盆子	治遗精
桑螵蛸	治遗尿
乌梅	安蛔虫
瓦楞子	制酸
乌贼骨	止血止带

泻下药应用体悟

凡能引起腹泻和滑利的药物称作泻下通便药。泻下通便药有攻下药和润肠通便药之分。性味一般为寒、热二性和苦、甘、咸三味。苦寒结合能下能泄,咸寒结合能下而软坚,甘寒结合能补而润下。

攻下药功用包括:①攻积止痛,治积滞痢疾,脘腹拒按诸痛。②逐水,治疗水肿的实证。③泻火,治目赤肿痛,谵语发狂,吐衄,痈肿疫毒等实热证,并兼有便秘者。④涤痰,治小儿肺炎痰喘。⑤破瘀,治经闭、癥瘕、蓄血。

泻下药中的润肠通便药主治:①津枯便闭;②病后或产后体虚、失血、老年人等液亏肠燥的便秘;③习惯性便秘。

本类药应用注意事项:①表证未解,早下而成坏病。里证应下失下也会导致病情变化。②大积大聚,体力耐受攻下的可以应用,但不要太过而导致伤其元气。

大黄(锦纹)

【性味】苦,寒。

【归经】脾、胃、大肠、肝、心包经。

【功效】泄热通便,破积行瘀,清利湿热,凉血解毒。

【主治】

1. 肝胃火盛,症见头痛、牙痛、吐血、衄血。

2. 风火赤眼,胃痛泛酸、脘部烦热。

3.阳明燥结,症见腹满谵语、大便难、腹痛拒按。

4.湿热内阻之黄疸、下利、里急后重、小便短涩。

5.瘀血结聚之闭经、癥瘕、积聚、跌打损伤等。

6.外用治痈肿、水火烫伤。

【常用量】3~12g。

【按】大黄气味俱厚,苦寒泻下,配伍芒硝、枳实、厚朴则攻下力强,配伍芒硝、甘草则力量缓和;大黄苦寒,但与附子、细辛同用,如大黄附子汤,则可治疗寒实便秘;配伍枳实、白术能消食行滞;配伍桂枝、桃仁行血破瘀;配伍黄芩、黄连清热化湿凉血;配伍茵陈、栀子、黄柏利小便、治黄疸;配伍大小蓟、牡丹皮凉血止血。生用泻下力强,制用力缓,酒大黄泻上焦火热,炒炭能化瘀止血。泻火不宜久煎,最妙泡汁服用。现代药理研究显示,大黄有抗菌作用。大黄、甘草配伍(比例 10∶2)可治疗下肢溃疡。

芒硝(附：玄明粉)

【性味】咸、苦,大寒。

【归经】胃、大肠经。

【功效】润燥软坚,泄热通便。

【主治】

1.阳明燥结,症见腹满潮热、谵语、大便难。

2.三焦火盛,症见咽喉肿烂、目赤肿痛、痔疮肿痛、乳痈。

【常用量】冲服 3~9g,一般不入煎剂,外用适量。

【按】本品主要是含水硫酸钠,能利胆。玄明粉为无水硫酸钠,系芒硝再经精制而成,归心、肺、胃、大肠经,能解毒清热,主要外用于口腔及眼科。

牵牛子（二丑）

【性味】苦,寒,有小毒。

【归经】肺、肾、大肠经。

【功效】泄下,利水祛痰,杀虫。

【主治】痰多喘逆,大便秘结(气滞、湿热证)。

【常用量】3~6g。

【按】本药炒后入药,黑丑力速,白丑力缓,统称二丑。牵牛子峻下逐水,能利尿,治疗水肿,但攻下消积,克伐胃气,虚弱者慎用。

火麻仁

【性味】甘,平。

【归经】脾、胃、大肠经。

【功效】润燥滑肠。

【主治】病后体虚、老人、孕妇、产后等阴血不足肠燥而导致的大便秘结。

【常用量】6~15g。

【按】火麻仁润肠通便,用量往往取大剂而效;然脾虚、便溏者用之,也应小量。

消导药应用体悟

有助于消化,导行积滞的药物叫消导药。

山楂

【性味】酸、甘,温。

【归经】脾、胃、肝经。

【功效】破气行瘀,消积化滞。

【主治】

1. 肉食积滞、胸腹胀满、泻痢脓血。

2. 疝气,睾丸引少腹痛。

3. 瘀血引起的闭经、少腹疼痛拒按。

【常用量】6~12g。通经化瘀时大量使用,可用至120g。

【按】生用和炒炭均可活血散瘀,而炒山楂可消肉食之积滞及止痢。山楂助胃之消化功能,并能治疗脾大,有抗菌作用,可降低血压。

麦芽

【性味】甘、咸,平。

【归经】脾、胃、肝经。

【功效】化积消食,回乳,疏肝。

【主治】脾胃不和,淀粉类食物引起的消化不良、脘腹胀痛、食欲不振。

【常用量】9~12g,炒麦芽 120g 可以回乳。

【按】和胃用生麦芽,并能下乳;炒用消食,大量可回乳。

神曲

【性味】甘、辛,温。

【归经】脾、胃经。

【功效】健脾和胃,消食化积。

【主治】食伤脾胃,症见脘闷、腹胀、泻痢、消化不良。

【常用量】6~12g。

【按】神曲是由青蒿、辣蓼、杏仁泥、赤小豆、鲜苍耳子加入面粉或麸皮中发酵而成的曲剂。本品消各种积滞,并有解表之功,故可用于治疗消化不良伴有发热者。

莱菔子

【性味】辛、甘,平。

【归经】脾、胃、肺经。

【功效】消食除胀,下气化痰。

【主治】

1. 宿食停滞引起的脘满腹胀作痛、嗳腐吞酸、下痢。

2. 痰浊气逆、咳喘。

【常用量】1.5~9g。

【按】莱菔子生用逐痰理气,治疗上焦气闷不舒,炒用平咳喘。

鸡内金

【性味】甘,平。

【归经】脾、胃、小肠、膀胱经。

【功效】补脾健肾。

【主治】水肿腹胀、食泻、反胃呕吐、小儿疳积、泌尿结石、遗尿。

【常用量】3~9g。

【按】鸡内金研粉治疗口腔炎、齿龈炎,外用治疗冻疮。

消食药作用小结

山楂	消肉食、散瘀
麦芽	消食积、下乳
神曲	助运化
莱菔子	下气化痰
鸡内金	健胃、化石

外用药应用体悟

外用于涂、敷、擦、洗的药物,主要有收敛止血、消肿解毒、化腐生肌、排脓止痒的作用。本类药多具有强烈毒性,使用不慎可引起中毒,故必须严格控制,谨慎使用。

硫黄

【性味】酸、温,有毒。

【归经】肾、大肠经。

【功效】外用散痛杀虫,内服可补命门之火。

【主治】疥癣痈疽。

【常用量】内服 1.5~3g。

雄黄(含砷矿石)

【性味】辛、温,有毒。

【归经】肾、大肠经。

【功效】外用解疮毒、杀虫,内服驱虫。

【主治】恶疮疥癣。

【常用量】内服 1.5~3g。

蛇床子

【性味】辛、苦,温。

【归经】肾经。

【功效】燥湿杀虫,温肾助阳。

【主治】外用治疗湿疮疥癣、外阴瘙痒、阴道滴虫;内服治疗阳痿。

【常用量】内服 3~9g。

明矾

【性味】酸、涩,寒。

【归经】肺、脾、肝、大肠经。

【功效】外用燥湿杀虫,内服治疗痰涎壅塞、癫狂痫证。

【主治】湿疮疥癣。

【常用量】内服 0.6~1.5g。

冰片

【性味】苦、辛,微寒。

【归经】肾、大肠经。

【功效】芳香开窍,散热止痛。

【主治】神昏痉厥,外用治疗各种疮疡疥癣、咽喉肿痛,有防腐散热之功,内服芳香开窍。

【常用量】内服 0.3~0.9g。

第三部分　临证治验

内科病临证治验

感　冒

感冒是人体感受风邪而引起的以头痛、鼻塞、喷嚏、流涕、恶寒、发热、咳嗽等为主要表现的病证,是临床常见的上呼吸道外感疾病。本病一年四季都可发病,多发于冬季和春季。

【病因病机】

由于机体卫外功能减退,表卫不固,风寒之邪侵于皮毛,而皮毛是肺所主,所以常表现为鼻塞、流涕、喷嚏、咳嗽等肺经症状。肺合皮毛,外邪犯卫常表现为发热恶寒、汗出或无汗等卫表失调症状。

【辨证论治】

由于人的体质不同,所处地区不同,所受风邪的程度不同,感冒又可表现为风寒证、风热证、暑湿证等,有的患者可夹有几种兼证,所以感冒时一定要及时就诊。

1. 风寒感冒

主症:发热恶寒比较明显,头痛,无汗,鼻塞声重,流清涕,咽喉发痒,痰清稀,骨节疼痛,口不渴,小便清长。舌苔薄白,脉浮紧。

治法:辛温解表。

方药:荆防达表汤加减。药用荆芥、防风、羌活、前胡、枳壳、桔梗、甘草。

加减：头痛加白芷；咳嗽咳痰加杏仁、白前；痰多加陈皮、半夏；恶心呕吐兼湿者，去甘草，加藿香、茯苓。

2. 风热感冒

主症：发热，微恶风，头痛，身痛，有汗，鼻塞涕少，咽喉肿痛，咳吐黄稠痰，口渴，小便短赤。舌红，苔薄白或薄黄，脉浮数。

治法：辛凉解表。

方药：银翘散加减。药用金银花、连翘、竹叶、荆芥、薄荷、淡豆豉、牛蒡子、桔梗、甘草、芦根。

加减：热盛者，加黄芩、栀子；口渴，加知母、天花粉；鼻衄，去荆芥、淡豆豉，加白茅根、大蓟、小蓟；咽喉肿痛，加山豆根、板蓝根；头痛，加菊花、蔓荆子；食欲不振，加焦四仙；咳嗽咳痰，加前胡、杏仁。

如咳嗽加重，咳重热轻者，可改用桑菊饮。

3. 暑湿感冒

主症：高热，头痛，全身酸痛，身倦沉重，胸膈痞闷，心中烦热，多汗，舌苔白腻，脉濡数。

治法：清暑益气，祛湿解表。

方药：香薷、藿香、生石膏、白扁豆、薄荷、黄芩、黄连、茯苓、车前子、麦冬、天花粉。

4. 时疫感冒（流行性感冒）

主症：高热不退，病势急骤，头痛头晕，躯干及四肢酸重疼痛。本病由流感病毒传染引起，应立即隔离治疗，以防止疾病传播。

治法：疏风解表，解毒退热。

方药：荆防败毒散加减。药用荆芥、防风、川芎、羌活、独活、茯苓、桔梗、当归、枳壳、人参、甘草、薄荷、生姜。

流行性感冒治疗中应酌加清热解毒药，如板蓝根、大青叶等。

【验案举隅】

患者,女,48 岁。

初诊日期:2018 年 1 月 15 日。

主诉:鼻塞、流涕、咳嗽 2 天。

病史:患者 2 天前受凉后出现鼻塞、流涕、咳嗽,咳黄痰,痰黏滞,气道发痒,纳可,寐差,无发热恶寒,二便调。月经周期规律,量少色黯,行经 1~2 天即止,无血块,白带泛黄,有血丝。末次月经 2018 年 1 月 3 日。

既往史:咳嗽变异性哮喘病史 10 余年,否认药敏史。

检查:体温 37.2℃,双肺听诊呼吸音清,未闻及干、湿啰音。心率 78 次 /min,律齐。腹软,无压痛,双下肢无水肿。舌尖红,苔黄,脉沉细。

西医诊断:上呼吸道感染。

中医诊断:感冒。

辨证:风热犯肺。

治法:疏风清热,化痰解毒。

处方:蜜麻黄 6g　　桑白皮 20g　　桔梗 20g　　野菊花 20g

　　　蒲公英 20g　紫花地丁 20g　黄芩 10g　　生石膏 20g

　　　白芷 15g　　首乌藤 20g　　陈皮 10g　　法半夏 6g

　　　7 剂,免煎颗粒剂,每日 1 剂,开水冲服,早、晚餐后分服。

按:2018 年 4 月 9 日随访,患者服上药 7 剂后感冒已愈。

肺　炎

肺炎是由不同的病原体或其他因素导致的肺部急性炎症,以发热、咳嗽、气喘为主要临床表现。

【病因病机】

由于人体正气不足,肺卫防御功能减弱,气候失常,感受风热和风寒化热而诱发。

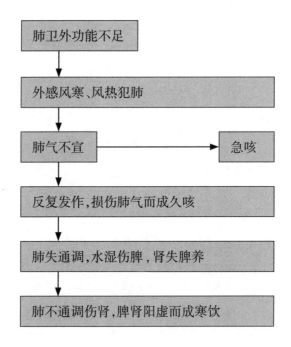

【辨证论治】

1. 风热犯肺(肺炎初期)

主症:寒战、发热,头痛,无汗、少汗,口微渴,咳嗽,痰黏白量少,胸闷隐痛,舌边尖红,脉浮数。

治法:辛凉解表,清宣肺气。

方药:银翘散加减。药用金银花、连翘、牛蒡子、桔梗、前胡、杏仁、薄荷。

加减:痰热不易咳出者,加浙贝母、瓜蒌皮。

2. 肺热盛(肺炎中期)

主症:高热不退,烦渴,面赤唇微紫,咳嗽频繁,呼吸急促,咳吐白痰、黄痰或铁锈色痰,胸闷、胸痛,舌质红苔黄,脉滑数。

治法:清热开肺化痰。

方药:麻杏石甘汤加减。药用麻黄、杏仁、生石膏、甘草、黄芩、金银花、连翘、板蓝根。

加减:咳而气喘、痰多者,加葶苈子、桑白皮、射干;胸痛者,加郁金、赤芍;吐血者,加白茅根、荷叶、栀子、茜草;便秘者,去麻黄,加大黄、芒硝;热盛伤阴者,加沙参、麦冬、玉竹、天花粉。

3. 热入心营(肺炎后期)

主症:高热持续,呼吸气急,喉中痰鸣,痰中带血,口渴、神烦不安,谵语、项强,甚至昏迷。舌红绛,苔焦黄,脉细数。

治法:清营开窍。

方药:清营汤加减。药用黄连、连翘、牡丹皮、郁金、石菖蒲、贝母、天竺黄、生地黄、玄参、麦冬。

加减:高热、皮肤斑疹者,加大青叶 30g、板蓝根 30g。

气　管　炎

气管炎是指气管、支气管黏膜及其周围组织的慢性非特异性炎症。

支气管炎有急性、慢性的区别。急性气管炎由上呼吸道感染蔓延而成。慢性气管炎由急性气管炎反复发作而成,也可继发于支气管哮喘和支气管扩张、肺心病等。长期吸烟及吸入粉尘也是引起本病的因素。因气管炎以咳嗽为主要症状,故属中医"咳嗽"范畴,急性者为外感暴咳,慢性者为久咳。

【病因病机】

由于肺的卫外功能不强,在天气寒冷或气温突变的情况下容易出现。外邪从口鼻而入犯肺,使肺气不宣,功能失常,因而引起咳嗽。按感染邪气不同,有风寒、风热之异。但风寒也可以郁而化热、化火蒸液生痰,痰热蕴肺而成此病。

外感咳日久不愈,伤及肺气,更易感邪,咳嗽反复发作,而转为内伤久咳。脾不健运,湿聚成痰,上干于肺,造成脾虚痰阻证;年老体弱,肺气虚、脾肾阳虚,水失运化而成痰饮,造成寒饮束肺证。

【辨证论治】

1. 风寒犯肺

主症:起病急,咳嗽有力,痰稀易出,咽痒伴有发热、恶寒、头痛肢酸,苔薄白,脉弦。

治法:祛风散寒,宣肺化痰。

方药:止嗽散加减。药用杏仁、桔梗、甘草、前胡、白前、荆芥。

加减:有痰加陈皮、半夏。

2. 风热犯肺

主症:咳嗽,声音洪亮,痰色黄,黏稠不易咳出,咽痛或有发热、头痛,有汗,苔薄黄,脉浮数。

治法:清热疏风,肃肺化痰。

方药:桑菊饮加减。药用桑叶、菊花、连翘、薄荷、牛蒡子、桔梗、前胡、杏仁。

加减:热盛者加石膏、黄芩。

3. 脾虚咳嗽

治法:健脾祛痰,润肺止咳。

方药:陈皮、半夏、茯苓、杏仁、厚朴、紫菀、款冬花、五味子。

加减:痰热者,加莱菔子、苏子、白芥子。

4. 寒饮束肺

治法:温肺化痰。

方药:炙麻黄、桂枝、干姜、细辛、五味子、半夏、白前、甘草。

加减:痰湿盛者,加葶苈子。

【验案举隅】

□ **案 1**   患者,男,56 岁。

初诊日期:2012 年 12 月 3 日。

主诉:咳嗽阵作 2 周。

病史:患者 2 周前受凉后出现咳嗽,咳痰色黄黏稠,不易咳出,夜间咳甚,咳则胸痛,咽痒咽干,无发热及呕恶,曾于当地医院就诊,查胸部 X 线片示:支气管炎。予输液抗感染治疗,症状无明显改善,纳食一般,小便黄,大便可,夜寐不宁。

检查:体温 37℃,双肺听诊呼吸音粗,未闻及干、湿啰音。心率 80 次/min,律齐。腹软,无压痛,双下肢无水肿。舌红,苔白腻,脉弦滑。

西医诊断:支气管炎。

中医诊断:咳嗽。

辨证:肺失宣肃,痰热壅盛。

治法:宣肺清热,化痰解毒。

处方:

炙麻黄 10g	生石膏^(先煎)30g	射干 15g	桔梗 20g
炙桑白皮 20g	陈皮 10g	法半夏 9g	前胡 15g
白前 15g	白芷 20g	野菊花 20g	蒲公英 20g
紫花地丁 20g	鱼腥草 30g	土茯苓 30g	细辛 3g

3 剂,每日 1 剂,水煎,早、晚分服。

二诊日期:2012 年 12 月 6 日。

患者服药后咳嗽明显减轻,诉痰已减少,易于咳出,无胸痛,咽痒、咽干缓解,纳食正常,二便调,眠安。舌红,苔白,脉滑。

处方:炙麻黄 10g　　生石膏^(先煎)30g　射干 15g　　　桔梗 20g

　　　炙桑白皮 20g　陈皮 10g　　法半夏 9g　　前胡 15g

　　　白前 15g　　　白芷 20g　　野菊花 20g　蒲公英 20g

　　　紫花地丁 20g　鱼腥草 30g　土茯苓 30g

　　　　　　　　　　　　　3 剂,每日 1 剂,水煎,早、晚分服。

三诊日期:2012 年 12 月 9 日。

患者咳嗽已愈,3 个月后随访,未复发。

□ **案 2**　患者,男,44 岁。

初诊日期:2014 年 3 月 7 日。

主诉:咳嗽阵作 30 余年,再发 1 周。

病史:患者自幼扁桃体易肿大,经常感冒,感冒后咳嗽缠绵难愈。1 周前感冒后引发咳嗽复作,有黄黏痰,不易咯出,无发热,无胸闷喘憋,自服头孢类抗生素治疗,效果不佳。纳可,二便调,夜寐欠安。否认药物过敏史。

检查:双肺呼吸音粗,未闻及干、湿性啰音。舌黯红,苔薄黄微腻,脉滑。

中医诊断:咳嗽。

辨证:痰热郁肺,肺气不宣。

治法:清热化痰,宣肺止咳。

处方:炙麻黄 6g　　生石膏^(先煎)30g　桔梗 20g　　　炙桑白皮 20g

　　　陈皮 10g　　　法半夏 9g　　白前 20g　　　前胡 20g

　　　砂仁^(后下)6g　白芷 20g　　延胡索 20g　白茅根 10g

　　　　　　　　　　　　　7 剂,每日 1 剂,水煎,早、晚分服。

二诊日期:2014 年 3 月 14 日。

患者按时服药,咳嗽已愈,上方继服 7 剂,巩固疗效。

【按语】余治疗咳嗽之验方为基础方剂,在临床上还要视其病因进行辨证,斟酌加减药味,方可施治,这体现了中医疗法及用药的灵活性。

高 血 压

中医学虽无"高血压"之病名,但就其相关临床症状可归属于中医学"头痛""眩晕"等范畴。

【病因病机】

高血压病的病因主要是肝肾阴阳失调。肝为刚脏,性喜条达,肝又主升主动,如果经常忧郁暴怒,情绪激愤,则使肝阴暗耗,日久郁结化热,肝热上冲,风阳上扰清窍,发为眩晕、头痛;乙癸同源,如肾水亏乏,不能营养肝阴而致阴虚阳亢;阳亢的发展进一步导致阴虚甚至阴竭,阴竭导致阳虚而阴阳两虚,虚阳上逆,以上原因均可造成血压升高,导致眩晕、头痛诸症。肝藏血,肾藏精,冲为血海,任脉主一身之阴,肝肾的不足可以影响冲任二脉,反之,冲任二脉受损可累及肝肾导致发病。本病病变在肝,根源在肾,肝肾互相影响,久之可伤及心脑,引起胸痹、中风等合并症。

【辨证论治】

高血压病辨证可分为三型:肝郁化火,风阳上扰型;肝肾阴虚,肝阳上亢型;阴阳两虚,虚阳上逆型。临床以前两型最为多见,高龄患者阴阳两虚证也很常见。具体患者不一定完全典型,兼有夹杂证者亦不少见,临证还需灵活掌握,具体证治如下。

1. 肝郁化火,风阳上扰型

主症:头痛头晕,面赤目红,烦躁易怒,口苦咽干,小便赤少,舌质红,脉弦有力。

治则:清肝泻火,平肝潜阳。

方药：龙胆泻肝汤加减。药用龙胆草、黄芩、生地黄、杭菊、栀子、决明子、柴胡、白芍。

方义：用黄芩、龙胆草泄肝胆之热；生地黄清热养阴；栀子、杭菊、决明子泻火除烦、平肝；白芍养阴柔肝；柴胡疏肝解郁。全方共奏清泄肝胆、养阴平肝、柔肝解郁之功效。龙胆泻肝汤功用是清泄肝胆之火，清利下焦湿热，所以在治疗肝郁化火型高血压病时去掉木通、车前子、泽泻等利湿药，加入决明子、白芍以清肝柔肝。

加减：头痛眩晕加重，加生石决明、珍珠母以潜阳镇肝；大便燥结，口干口渴加川军、生石膏通腑泄热；若有肢体震颤等肝阴不足、肝风内动之象，加天竺黄、钩藤、天冬、麦冬以养阴柔肝、清热息风；目赤视物模糊，加密蒙花、赤芍、白茅根以清热凉血。

2. 肝肾阴虚，肝阳上亢型

主症：眩晕，头痛，耳鸣，耳聋，失眠多梦，烦躁易怒，尿赤不畅，腰膝酸软，梦遗滑精，甚则四肢麻木，脉沉弦细，舌红少苔。

治则：滋阴潜阳。

方药：镇肝熄风汤加减。药用生龙骨、生牡蛎、牛膝、枸杞子、玄参、黑桑椹、白芍、生地黄、熟地黄。

方义：生龙牡以育阴潜阳；生地黄、熟地黄、黑桑椹、枸杞子、玄参、白芍滋养肝肾，益阴柔肝；牛膝补益肝肾，引药下行。共奏补益肝肾、益阴柔肝、育阴潜阳之功效。

加减：肝阳亢盛，加磁石、夏枯草清热平肝潜阳；虚火上扰、心悸不安，加珍珠母、柏子仁重镇定惊，养心安神；阴虚便结，加黑芝麻、玄明粉养阴润燥通腑；筋失濡养、四肢麻木，加天麻、桑枝、钩藤以养血息风通络。

3. 阴阳两虚，虚阳上逆型

主症：头痛头晕，视物不清，耳鸣，耳聋，面色微红，口干，自汗，失眠多梦,肢冷乏力,腰膝酸软,夜尿频多,动则气喘,肢体麻木,舌黯红,少苔,脉弦细。

治则:育阴助阳。

方药:肾气丸加减。药用熟地黄、山茱萸、山药、泽泻、牡丹皮、茯苓、肉桂、附子。

方义:六味地黄丸滋补肾阴以制阳亢,桂、附益命门之火,通过阴阳互补,使肾气得复,诸症可除。

临床上此型以继发性高血压为多见(如慢性肾病继发高血压),阳虚不甚者,可不加桂、附,酌加生黄芪、桑寄生,或以二仙汤加减化裁。

我认为高血压的治疗还应利用现代科技手段去研究、充实和提高。在高血压的治疗上中医药有一定的疗效,临床上还需配合一定的西药降压药物联合治疗。尤其在救治危重症高血压患者时,需静脉注射降压药物以迅速降压,然后再用中药治疗,中西药结合治疗高血压病是现代临床医学发展的必然趋势。

【验案举隅】

患者,男,60岁。

初诊日期:2011年10月11日。

主诉:头晕耳鸣阵作1年。

病史:患者近1年发现血压升高,口服苯磺酸氨氯地平5mg,每日1次。血压控制不理想,时感头晕头胀,耳鸣如蝉,症状时轻时重,双目干涩,腰膝酸软无力,纳食、二便正常,失眠,多梦。

检查:血压180/90mmHg,舌红,少苔,脉弦细。

中医诊断:眩晕。

辨证:肾阴亏虚,肝阳上亢。

治法:滋阴补肾,平肝潜阳。

处方:生地黄15g　　白芍15g　　怀牛膝15g　枸杞子15g

菊花 10g　　　　夏枯草 15g　　首乌藤 15g　钩藤 15g

生龙骨^(先煎)30g　生牡蛎^(先煎)30g

7 剂,每日 1 剂,水煎,早、晚分服。

二诊日期:2011 年 10 月 18 日。

患者坚持服药,头晕、头胀明显改善,双目干涩、耳鸣减轻,腰膝酸软无力,纳食正常,二便调,夜寐安。检查:血压 150/80mmHg,舌红,苔薄白,脉弦细。首诊方去首乌藤,加杜仲 15g,桑寄生 15g。7 剂,每日 1 剂,水煎服,以巩固疗效。

偏　头　痛

偏头痛是一种临床常见的神经血管功能紊乱性疾病,其发病形式多样,病程较久,反复、顽固,严重地影响患者的生活和工作。偏头痛归属中医学"头风""偏头痛""半边头痛""风头痛"范畴。

【病因病机】

关于偏头痛的病因病机,我国历代医家论述颇多,一般认为风、火、痰、寒、虚、瘀是偏头痛发病之病理基础。病机以气血失和、风阳内动、瘀血阻滞、清窍不利为核心。

偏头痛的病因有外感与内伤之分。外感六淫邪气中,风邪为诸邪之长,因风邪夹杂不同的邪气致病,故外感头痛又有风寒、风热、风湿之分;内伤头痛则以痰瘀阻络、气血亏虚、肝肾不足为主。偏头痛的病因虽有种种不同,然其发病机理却有着共同之处,即所谓"不通则痛""不荣则痛"。《黄帝内经》云:"邪之所凑,其气必虚"。大多数偏头痛患者有阳性家族史和明显的遗传性,提示偏头痛患者可能存在对偏头痛的某种易感性体质。具有这种遗传性"先天不足"体质的人当受诱因刺激时,容易引发偏头痛。

　　绝大多数的偏头痛由内伤而致,因脑为髓海,有赖于肝肾精血、脾胃化生的水谷精微滋养,故本病与肝、脾、肾三脏相关。因于肝者,其一因肝肾亏虚,或肾水素亏,致肝阳失敛而上亢,发为头风;其二因郁怒伤肝,肝失疏泄,郁而化火,火性炎上,清窍受扰,脉络失养,导致头风。因于脾者,或因饮食不节,劳逸失度,脾运失健,痰湿内生,致清阳不升,浊阴不降,痰瘀互结,脑脉失养,发为头风;或因产后、病后、失血之后,气血亏虚,以致脑髓失养,脉络失荣,发为头风。因于肾者,或因先天禀赋之不足,肾精亏虚,或因劳欲所伤,肾精耗伤,终致脑髓失养、脑脉失荣,发为头风。久病入络,偏头痛多反复发作并逐渐加重,多有瘀血阻络,现代临床研究也发现偏头痛患者中瘀血阻滞型或有血瘀兼证者在偏头痛中占较高比例。本病涉及肝、脾、肾三脏,而与肝之关系最为密切。因肝藏血,体阴而用阳,其性喜条达,肝主疏泄,保持全身气机之疏通畅达,令通而不滞,散而不郁。若人肝气不疏,气郁化火,火性炎上,脑脉失养,清窍受扰,则致头风。肝与胆相表里,故偏头痛部位多为肝胆经循行部位。足少阳胆经起于目外眦,向上至头角,再向下至耳后,再折向上行至额部达眉上,然后向后折至耳后风池穴……足厥阴肝经起于足大趾爪甲丛毛处……上行连于目系,出于额,直达头顶,与督脉交会于巅顶百会穴。由此可见,胆、肝经与偏头痛密切相关。

【辨证论治】

　　治疗以调和气血、平肝息风潜阳、活血通窍止痛为总则。

　　治疗偏头痛强调发作期和缓解期的分期治疗。因本病发作期多以实证或本虚标实为主,多因风寒、风热、痰浊、瘀血、肝阳上亢所致;缓解期多以本虚为主,多见阴阳气血亏虚。治疗方面,发作期多以祛邪为主,重在祛风、清热、化痰、活血、平肝;缓解期多以补虚为主,重在益气养血、滋阴补肾,标本虚实夹杂者,可相兼为治。

　　基于偏头痛的发病以气血失和、风阳内动、瘀血阻滞、清窍不利为核心病机,本病治疗当以调和气血、平肝息风潜阳、活血通窍止痛为总则。

　　肝乃刚脏,主升主动,性喜条达,若人忧郁暴怒,肝郁化火,日久则肝阴暗耗,风阳动越,上扰清窍;乙癸同源,若人肾水亏虚,无以涵养肝阴,久则肝肾阴虚,肝阳上亢,清窍失养。上述原因均可导致头风。故临床上治疗偏头痛注重从肝论治,自创平肝活血汤,疗效确切。药用蔓荆子 15g,炒蒺藜 15g,首乌藤 20g,煅牡蛎^(先煎)30g,白芷 20g,延胡索 20g,白芍 20g。水煎,每剂煎煮 2 次,每次加水 400ml,煎取汁 200ml,分 2 次服用。嘱患者服药期间忌酒、咖啡、辛辣肥甘之品。

　　因"头风"归属"内风"范畴,或责之于肝火上炎,或责之于木郁生风,或责之于水亏木旺、水不涵木,或责之于气血亏虚、血不养肝,临床上应用本方还需根据不同患者的具体情况而进行化裁,据证加减。对于肝热证,伍用清肝法,酌加龙胆草、炒栀子、夏枯草、钩藤、白茅根等品;对于肝郁气滞证,伍用疏肝解郁法,酌加醋柴胡、广郁金、醋青皮、香附等品;对于肝阳上亢证,伍用镇肝法,酌加生龙齿、生龙骨、生石决明、生石膏等重镇之品;对于肝阴亏虚证,伍用养阴益肝法,酌加酒女贞子、墨旱莲、五味子、炒酸枣仁、枸杞子等品;对于肝血不足证,伍用养血和肝法,酌加当归、生熟地、生黄芪、制首乌、太子参等品。

【验案举隅】

患者,男,24 岁。

初诊日期:2014 年 1 月 14 日。

主诉:头部胀痛反复发作 3 年。

病史:患者平素性急易怒,近 3 年来头部胀痛反复发作,以左侧颞顶部胀痛为主,间断服药治疗,效欠佳。刻下症:左侧颞顶部胀痛,无呕恶及视物旋转,无耳鸣及听力减退,纳食、二便正常,夜寐欠安。检查:血压 120/80mmHg,舌黯,苔白,脉细弦。头颅 CT:未见异常。

中医诊断:头风。

辨证:阴虚阳亢,风火上扰,气滞血瘀。

治法:滋阴潜阳,散风降火,行气活血。

处方:生地黄 20g　白芍 20g　　首乌藤 20g　煅牡蛎 30g
　　　白芷 20g　　延胡索 20g　蔓荆子 15g　炒蒺藜 15g
　　　龙胆草 6g　　牡丹皮 15g　泽泻 15g

　　　　　　　　10 剂,免煎颗粒剂,每日 1 剂,开水冲服。

二诊日期:2014 年 1 月 24 日。

患者坚持服药,诉头胀痛缓解,情绪稳定,偶有腰部酸软乏力,纳眠正常,二便调。舌黯,苔白,脉细弦。

处方:葛根 20g　　白芍 20g　　山萸肉 10g　首乌藤 20g
　　　白芷 20g　　延胡索 20g　蔓荆子 20g　炒蒺藜 20g
　　　龙胆草 6g　　牡丹皮 15g　泽泻 15g

　　　　　　　　7 剂,免煎颗粒剂,每日 1 剂,开水冲服。

中风（脑血管意外）

中风多发生于年老体弱、形体肥胖的患者,精神刺激往往可以诱发本病的发生。

【病因病机】

年老肝肾阴虚,加之恼怒、忧思,肝阳亢盛,化火动风,风痰上扰神明;肥胖痰湿内盛,痰火内生,血随气逆上冲于脑,为闭证之原因,如正不胜邪则表现为脱证。

【辨证论治】

1. 中经络——风痰入络证

主症:神志清醒,口舌歪斜,言语不利,半身不遂,颜面及四肢麻木,手足拘急、抽搐,眩晕,舌苔薄白,脉弦滑。

治法:平肝息风,化痰通络。

方药:天麻、钩藤、僵蚕、半夏、白附子、胆南星、地龙、豨莶草、陈皮、白芍、桑寄生。

加减:头晕重者,加石决明、杭菊花;瘀血阻滞、舌紫黯脉涩者,加桃仁、红花、当归。

2. 中脏腑

(1) 闭证(风火痰热内闭)

主症:神昏鼾睡,双手紧握,肢体拘急、抽搐,牙关紧闭,痰鸣,面赤,身热,无汗,小便癃闭,便秘,舌苔黄腻,脉弦数,或弦滑,或滑数。

治法:息风清火,豁痰开窍。

方药:水牛角、石决明、代赭石、钩藤、胆南星、半夏、生栀子、石菖蒲、郁金、天竺黄、黄连。

加减:便结、腹胀加大黄、厚朴、芒硝;伤津加天花粉、麦冬;脑内出血加牡丹皮、茜草、牛膝、三七。

(2) 脱证(阴阳竭亡)

主症:昏迷鼻鼾,目合口开,手撒,二便失禁,汗出如油,面色苍白,肢冷,舌淡,脉细数或欲绝。

治法:救阴回阳固脱。

方药:人参 9g,附子 9g,麦冬 9g,五味子 9g,煅龙骨^(先煎)15g,煅牡蛎^(先煎)15g,僵蚕 3g,全蝎 3g,胆南星 3g,钩藤 15g,黄芪 30g,阿胶^(烊化)9g。

【验案举隅】

患者,男,66 岁。

初诊日期:2018 年 7 月 25 日。

主诉:脑梗死后遗症 5 年。

病史:患者近 5 年曾 3 次脑血栓发作。刻下症:胆怯,晨起困乏,汗多伴咯痰量多,双下肢水肿,腰腿痛,二便调。

既往史:高血压病史 20 年,血糖偏高,心功能不全 1 年余。

检查:体温 36.3℃,血压 130/88mmHg,语言謇涩,右下肢活动不利。心率 78 次 /min,律齐。腹软,无压痛,双下肢无水肿。伸舌左偏,舌黯,苔薄黄,脉缓。

西医诊断:脑梗死后遗症。

中医诊断:中风。

辨证:肝肾不足,气虚血瘀证。

治法:益气活血,补益肝肾。

处方:丹参 15g　　天麻 15g　　鸡血藤 15g　　首乌藤 20g

生黄芪 20g　　白芍 20g　　葛根 20g　　　钩藤 20g

泽泻 15g　　　桑枝 10g　　决明子 15g　　淫羊藿 15g

酒萸肉 15g

14 剂,每日 1 剂,水煎服。

二诊日期:2018 年 8 月 22 日。

患者服药后自觉痰少,乏力,水肿,仍汗出多,纳寐可,睡眠时双腿蠕动。血压 128/80mmHg,伸舌右偏,舌红胖,苔白厚,脉滑弦。

处方:生黄芪 20g　　太子参 10g　　天麻 10g　　丹参 10g

炒蔓荆子 10g　浮小麦 10g　　淫羊藿 10g　白芍 20g

葛根 20g　　　首乌藤 20g　　丝瓜络 10g　酒萸肉 10g

五味子 6g

14 剂,每日 1 剂,水煎服。

三诊日期:2018 年 9 月 19 日。

患者服药后诸症好转,仍汗出,怕风,下肢足踝水肿,稍有痰。乏力好转。血压 128/78mmHg,伸舌右偏,舌淡红胖,苔薄黄,脉沉。

处方:生黄芪 15g　浮小麦 30g　丹参 15g　鸡血藤 10g
　　　丝瓜络 10g　白芍 20g　葛根 20g　白芷 10g
　　　延胡索 10g　淫羊藿 10g　菟丝子 10g

14 剂,每日 1 剂,水煎服。

按:2 个月后电话随访,患者诸症好转,未复发。

失　眠

失眠,中医学称之为"不寐""不得眠""不得卧",是以经常不能获得正常睡眠为特征的一种病证。临床表现以入睡困难,多梦,早醒,醒后不易再入睡,甚则彻夜不寐为证候特点。

失眠为临床常见病证,涉及范围很广,可见于西医学的神经症、更年期综合征、高血压、脑动脉硬化、贫血以及某些精神病。由于夜间睡眠时间不足或睡眠质量下降,患者常伴有日间精神不振,倦怠乏力,反应迟钝,甚或出现焦虑不安、心烦懊忱等症状,严重影响着人们的身心健康。

【病因病机】

失眠的病因病机复杂,历代医家多责之于阳盛阴衰,阴阳失交。睡眠活动总由心神所主,心主神明,神安则寐,神不安则不寐。因此心神不宁为失眠之病机关键。失眠的病位主要在心神,涉及心、肝、胆、脾、胃、肾等脏腑。或因于虚,致心神失养;或因于实,致邪扰神明。

【辨证论治】

1. 心脾两虚

主症：失眠，健忘，多梦易醒，心悸烦乱，四肢乏力，食欲不振，便溏，面色无华。舌淡红苔白，脉沉细。

治法：健脾除湿，宁心安神。

方药：焦白术 15g，茯苓 30g，茯苓皮 30g，砂仁(后下)6g，法半夏 9g，黄连 6g，白芍 30g，远志 15g，柏子仁 20g，炙甘草 6g，首乌藤 15g，煅牡蛎(先煎)30g。

2. 心肾不交

主症：心烦不得眠，入睡困难，寐则多梦，甚则彻夜不寐，伴头晕耳鸣，潮热盗汗，腰部酸软乏力，口燥咽干，男子梦遗，女子梦交。舌尖红少苔，脉细数。

治法：滋阴降火，交通心肾。

方药：当归 20g，生地黄 20g，山萸肉 10g，枸杞子 15g，怀牛膝 15g，知母 15g，黄柏 6g，牡丹皮 15g，泽泻 15g，首乌藤 20g，煅牡蛎(先煎)30g，远志 15g，白芷 20g。

3. 肝胆湿热

主症：失眠多梦，烦躁不安，心慌易怒，头晕眼花，胁下胀满疼痛阵作，小便黄赤，大便干稀不调。

治法：疏泄肝胆湿热，佐以安神。

方药：柴胡 15g，郁金 15g，龙胆草 10g，栀子 10g，黄芩 10g，丹参 20g，制远志 15g，白芷 20g，延胡索 10g，陈皮 10g，法半夏 10g，首乌藤 20g，煅牡蛎(先煎)30g，珍珠母(先煎)30g。

4. 肝胃不和

主症：失眠，腹胀反酸，呃逆阵作，食欲不振，口舌生疮，口苦。

治法：疏肝和胃，佐以安神。

方药:川楝子 10g,大腹皮 20g,砂仁^(后下)6g,女贞子 30g,甘草 6g,鸡内金 10g,海螵蛸 20g,野菊花 20g,茯苓皮 30g,白芷 20g,延胡索 20g,焦神曲 10g,焦麦芽 10g,首乌藤 20g,煅牡蛎^(先煎)30g。

失眠属于身心疾病,多有情志不遂之诱因,故治疗时应进行心理疏导,鼓励患者与人倾诉,培养个人爱好和良好的生活方式,合理饮食,增强体质,劳逸结合,起居有常,则失眠不难解除。

【验案举隅】

☐ **案1** 患者,女,23 岁。

初诊日期:2011 年 9 月 20 日。

主诉:入睡困难 1 个月余。

病史:患者近 1 个月余工作强度较大,出现入睡困难,多梦,脱发,月经量少,经期腹痛。纳食一般,二便调。

查体:血压 105/70mmHg,心、肺、腹检查未见异常。舌黯,苔白,脉细弦。

中医诊断:不寐。

辨证:阴血亏虚,心肾不交。

治法:滋阴养血,交通心肾。

处方:

当归 20g	生地黄 15g	熟地黄 15g	白芍 20g
首乌藤 20g	茯苓 30g	菟丝子 20g	桑寄生 20g
土茯苓 30g	白芷 20g	煅牡蛎 30g	珍珠母 30g
远志 10g			

7 剂,免煎颗粒剂,每日 1 剂,水冲服。

二诊日期:2011 年 9 月 27 日。

患者失眠改善,诸症好转。原方继服 12 剂,巩固疗效。

☐ **案2** 患者,女,55 岁。

初诊日期:2012 年 3 月 30 日。

主诉：入睡困难 4 年。

病史：患者 4 年前无明显诱因出现入睡困难，眠后易醒，醒后难以再入睡，每晚睡眠时不足 5 小时，严重时彻夜不眠，伴五心烦热、盗汗，日间头昏头沉，曾于多家医院就诊，间断服中西药治疗，效果不佳，纳可，二便调。既往有慢性胃炎病史 10 余年，时有胃胀反酸。否认药物及食物过敏史。

检查：面色无华，舌质红，苔薄白，脉沉细。

中医诊断：不寐。

辨证：肝肾阴虚，肝胃不和。

治法：滋补肝肾，疏肝和胃。

处方：首乌藤 20g　　煅牡蛎^(先煎)30g　炒白芍 20g　当归 20g

生地黄 20g　　酸枣仁 15g　　五味子 10g　益智仁 20g

珍珠母^(先煎)30g　远志 10g　　　女贞子 20g　旱莲草 20g

炒白术 15g　　枸杞子 20g　　川楝子 20g　大腹皮 20g

14 剂，每日 1 剂，水煎，早、晚分服。

二诊日期：2012 年 4 月 13 日。

患者坚持服药，诉睡眠好转，五心烦热、盗汗、胃胀、反酸等症状均减轻，守方继进 7 剂。

三诊日期：2012 年 4 月 20 日。

患者诉失眠明显好转，每晚入睡 6 小时以上，中间醒的次数减少，醒后较易再入睡，因近日饮食不节，胃胀、反酸较前加重。舌质红，苔白微腻，脉滑。

治法：疏肝和胃，养血安神。

处方：川楝子 20g　　海螵蛸 20g　　大腹皮 20g

木香 15g　　　当归 20g　　　生地黄 15g

酸枣仁 15g　　煅牡蛎^(先煎)30g　首乌藤 20g

　　甘草6g　　　　砂仁^(后下)6g

　　　　　　　　14剂,每日1剂,水煎,早、晚分服。

四诊日期:2012年5月4日。

　　患者诉失眠已愈,每晚入睡7小时,中间不醒,腹胀、反酸基本消除,诸症缓解,改予舒肝和胃丸口服巩固疗效。

神 经 症

　　神经症即神经官能症或精神神经症,为高级神经活动因过度紧张而致功能紊乱的一种疾病。临床症状多种多样,与中医"郁证""虚劳""心悸""遗精""不寐""脏躁"等病类似。本病大多由精神过度紧张、意外刺激或因多病久病之后体质虚弱,以致脏腑阴阳气血功能失调造成。其病理变化有虚实两方面。实证多属心肝气郁,病久伤阴,虚证多属心脾、心肾亏损。

【诊断要点】

　　1.常有精神刺激或较长时间精神紧张等诱因。

　　2.神经衰弱多发生在青中年人,可表现为各种症状,如头晕、头痛、耳鸣、健忘、焦虑不安、多梦失眠、心悸、遗精阳痿、消化不良等。

　　3.癔症多发生于青中年人,女性较多,症状复杂多样,反复发作。有很强的暗示作用,症状可见喉间梗阻,不能吞咽,突发晕厥,喜怒哭笑无常或似痴似呆,或全身木僵似昏迷。

　　4.症状多,但缺乏阳性体征,所以要仔细检查,以防误诊。

【辨证论治】

1. 心肝气郁

主症:精神抑郁,善疑多虑,胸闷胁痛,脘腹胀闷,噫气频频,纳可,苔白,脉弦细。

治法:理气解郁。

用药:柴胡、香附、丹参、白芍、郁金、合欢花、佛手、枳壳。

加减:气郁化火,便干、口干、目赤者,加栀子、牡丹皮清肝泻火;梅核气,加苏梗、川厚朴、半夏理气化痰。

2. 阴虚火旺

主症:心悸,胸中烦闷,失眠多梦,精神恍惚,悲喜无常。

治法:滋阴降火。

用药:生地黄、当归、白芍、麦冬、甘草、黄连、酸枣仁、茯苓。

加减:悲喜无常加浮小麦、大枣养心安神;心烦、心慌加珍珠母、牡蛎镇心安神。

3. 心肾亏损

主症:头晕耳鸣,遗精腰酸,失眠多梦,健忘,苔少脉细。

治法:补益心肾。

用药:熟地黄、山萸肉、山药、枸杞子、制何首乌、炒枣仁、五味子。

加减:口干尿黄、苔黄舌红、脉细数者,加知母、黄柏、牡丹皮养阴清热;多梦遗精加金樱子、芡实益肾固精;如肾阳不足,滑精、阳痿、早泄、怕冷,加鹿角霜、淫羊藿、巴戟天温补肾阳。

4. 心脾两虚

主症:夜寐不安,易醒,心悸怔忡,面色无华,倦怠乏力,食欲不振,苔薄白,脉细。

治法:补益心脾。

用药:党参、黄芪、白术、茯苓、远志、丹参、炒枣仁、甘草。

加减:失眠重者加首乌藤、酸枣树皮、丹参,水煎 1~2 小时,口服治疗顽固失眠。

【验案举隅】

患者,男,44 岁。

初诊日期:2017 年 6 月 13 日。

主诉:烦躁易怒 2 年余。

病史:患者 2 年余来因工作繁重致情绪急躁,易怒,臆想不断,幻视、幻听,但自己清楚,偶有头晕,纳可,寐差,二便调。

检查:体温 36.4℃,血压 120/80mmHg,心率 78 次 /min,律齐。腹软,无压痛,双下肢无水肿。舌淡红,苔薄黄。脉沉无力。

西医诊断:神经症。

中医诊断:郁证。

辨证:阴虚火旺。

治法:滋阴降火。

处方:菟丝子 10g　生地黄 15g　酒萸肉 10g　首乌藤 30g

　　　炙远志 10g　桑寄生 20g　煅牡蛎 30g　白芍 20g

　　　葛根 20g　　白芷 20g　　茯苓 30g

　　　　　　　14 剂,免煎颗粒剂,每日 1 剂,开水冲服。

二诊日期:2017 年 6 月 30 日。

患者服药后烦躁易怒较前好转,仍有臆想不断,幻视、幻听,偶尔伴有心悸、胸闷,纳可,寐差略有好转,二便调。舌淡红,苔薄黄,脉沉滑。

处方:首乌藤 30g　远志 10g　煅牡蛎 30g　白芍 20g

　　　炒栀子 6g　　茯苓 30g　钩藤 20g　　泽泻 15g

　　　牡丹皮 15g　牛膝 15g　黄柏 6g

　　　　　　　7 剂,免煎颗粒剂,每日 1 剂,开水冲服。

三诊日期:2017 年 7 月 14 日。

患者服药后烦躁易怒较前明显减轻,可自控,偶有臆想,幻视、幻听,偶尔伴有心悸、胸闷,纳可,寐安,大便黏腻,小便调。舌红边有齿痕,苔白,脉缓。

处方:首乌藤 30g　　炙远志 10g　　枸杞子 10g　　酒萸肉 10g

　　　珍珠母 30g　　白芍 20g　　　生地黄 15g　　地骨皮 15g

　　　白芷 15g　　　知母 10g　　　泽泻 15g　　　牡丹皮 15g

　　　　　　　　　　14 剂,免煎颗粒剂,每日 1 剂,开水冲服。

慢 性 胃 炎

慢性胃炎属中医学"胃脘痛""胃痞""嘈杂"范畴,本病主要临床表现为上腹疼痛、胀满,胃痛的性质可表现为胀痛、隐痛、刺痛、灼痛、闷痛、绞痛,常伴嗳气、反酸、恶心、呕吐等症。

【病因病机】

本病多因脾胃素虚、饮食不调、精神刺激而致病,病变在胃,与肝、脾关系密切。或因思虑过度,喜怒无常,肝主疏泄之功失司,则木郁土壅,肝气横逆而犯胃;或因饮食不节,暴饮暴食,嗜食生冷、辛辣、肥甘之品,脾主运化水谷之功失司,则气血不畅,清阳不升,寒湿内盛而壅胃。阳明为多气多血之腑,一般而言,胃痛初起在气,以胃脘胀满为多见,久病入络,导致血瘀。

【辨证论治】

1. 肝胃不和

主症:上腹胀痛,有时痛引胸胁后背而窜痛,遇精神刺激时加重,嗳气呃逆,吐酸吐苦,舌红,苔薄白,脉弦。

治法:疏肝和胃。

方药:柴胡、白芍、川楝子、延胡索、香附、枳壳、陈皮、甘草。

加减:气郁化火,口苦、舌红苔黄者,加瓦楞子、海螵蛸;气滞血瘀,病处固定如针刺、舌质黯者,去柴胡,加乳香、没药、五灵脂、蒲黄;胃络损伤,有吐血、便血者,去香附、柴胡,加海螵蛸、血余炭、白及、三七粉。

2. 胃阴不足

主症:胃脘部灼痛、嘈杂如饥,或饥而不食,口干、大便干结。舌质红,苔光,脉弦细。

治法:滋阴益胃。

方药:北沙参、麦冬、石斛、白芍、甘草、川楝子。

加减:气滞明显,脘腹胀满、钝痛者,加香橼、枳壳。

3. 脾胃虚寒

主症:胃部隐痛,进食则适,不能多食,吐清水,胃冷喜热食,肢冷,乏力,大便溏薄,脉细弱。

治法:温胃建中。

方药:黄芪、桂枝、白芍、党参、白术、干姜、炙甘草、大枣。

加减:中虚气滞者,加木香、砂仁;中虚下陷者,加升麻、柴胡、枳壳。

4. 脾虚气滞

主症:胃脘、腹部胀满,神疲乏力,食少便溏,肠鸣矢气。舌淡红,有齿痕,脉弦细。

治法:健脾行气。

方药:香砂六君子汤。

【验案举隅】

□案1　患者,男,36岁。

初诊日期:2010年7月9日。

主诉:胃脘胀痛阵作1个月余。

病史:患者近1个月余出现胃脘胀痛阵作,嘈杂不舒,时有反酸烧心,急躁易怒,食欲不振,夜寐欠安,二便正常。

检查:舌红,苔白腻,脉弦。胃镜:浅表性胃炎。

西医诊断:浅表性胃炎。

中医诊断:胃脘痛。

辨证:肝气郁滞,横逆犯胃。

治法:疏肝和胃,理气导滞。

处方:川楝子 9g 白芷 20g 延胡索 9g 木香 6g

   大腹皮 20g 海螵蛸 15g 黄连 6g 半夏 6g

   白芍 20g 首乌藤 15g

        7 剂,每日 1 剂,水煎,早、晚分服。

二诊日期:2010 年 7 月 16 日。

患者诉服药后胃脘胀痛明显减轻,嘈杂反酸未作,情绪好转,纳食、二便正常,睡眠改善。舌红苔白,脉弦。

处方:川楝子 9g 白芷 20g 延胡索 9g 木香 6g

   大腹皮 20g 黄连 6g 半夏 6g 白芍 15g

   生甘草 6g

        7 剂,每日 1 剂,水煎,早、晚分服。

三诊日期:2010 年 7 月 23 日。

患者胃脘痛未再发作,诸症缓解,嘱畅情志,饮食调养。

□ **案 2** 患者,女,55 岁。

初诊日期:2013 年 2 月 14 日。

主诉:胃脘、食管灼热感半年。

病史:患者近半年来自觉胃脘、食管灼热感,时伴恶心,右胁下至少腹部胀痛,食欲不振,小便调,大便溏,夜寐欠安。胃镜检查:慢性胃炎。否认肝炎、结核等传染病史,已绝经。

检查:舌淡黯,苔白腻,脉沉。

西医诊断:慢性胃炎。

中医诊断:痞满。

辨证:寒热错杂,肝胃不和,肝脾不调。

治法:寒温并用,疏肝和胃,化湿健脾。

处方:川楝子 20g　　海螵蛸 20g　　陈皮 10g　　　木香 15g
　　　甘草 6g　　　　大腹皮 20g　　白芍 20g　　　延胡索 20g
　　　茯苓皮 30g　　砂仁^(后下)6g　　首乌藤 20g　　煅牡蛎^(先煎)30g

　　　　　　　　　　　7 剂,每日 1 剂,水煎,早、晚分服。

二诊日期:2013 年 2 月 21 日。

患者坚持服药,诉胃脘及食管灼热感消失,恶心缓解,右胁下至少腹胀痛减轻,食欲好转,大便溏,眠安。舌淡黯,苔白腻,脉沉。

处方:川楝子 20g　海螵蛸 20g　陈皮 10g　　　　木香 15g
　　　甘草 6g　　　大腹皮 20g　白芍 20g　　　　延胡索 20g
　　　砂仁^(后下)6g　茯苓皮 30g　车前子^(包煎)10g　野菊花 30g
　　　首乌藤 20g　煅牡蛎^(先煎)30g

　　　　　　　　　　　7 剂,每日 1 剂,水煎,早、晚分服。

□ 案 3　患者,男,53 岁。

初诊日期:2013 年 4 月 26 日。

主诉:胃脘部胀满阵作 3 个月余。

病史:患者胃脘部胀满阵作 3 个月余,电子胃镜示:反流性食管炎、慢性萎缩性胃炎,服西药治疗,效果欠佳。刻下症:胃脘部胀满,食欲不振,纳少,四肢乏力,二便正常,夜寐欠安。

检查:舌黯,苔白厚,脉细。

西医诊断:慢性萎缩性胃炎,反流性食管炎。

中医诊断:痞满。

辨证:脾阳不振,胃气壅滞。

治法:调中健脾,和胃导滞。

处方:黄芪 20g　　木香 15g　　乌药 10g　　大腹皮 20g

　　　砂仁 6g　　　半夏 10g　　川楝子 9g　　首乌藤 20g

　　　煅牡蛎 30g　神曲 10g　　甘草 6g

　　　　　10 剂,免煎颗粒剂,每日 1 剂,早、晚餐后开水冲服。

二诊日期:2013 年 5 月 6 日。

患者诉胃脘胀满明显改善,纳食正常,四肢乏力减轻,夜寐安。舌红,苔白,脉细。

处方:川楝子 9g　　白芷 20g　　延胡索 20g　　大腹皮 20g

　　　砂仁 6g　　　黄芪 20g　　白芍 20g　　　土茯苓 30g

　　　焦麦芽 10g　焦神曲 10g　甘草 6g

　　　　　7 剂,免煎颗粒剂,每日 1 剂,早、晚餐后开水冲服。

急性胃肠炎

急性胃肠炎属中医学“泄泻”“呕吐”范围,多发于夏秋季节,以频繁吐泻及腹痛为主症,严重者可因失水而产生脱证。对有脱水的患者应中西医结合进行抢救。

【病因病机】

本病多由脾胃虚弱,饮食不节,食生冷及不洁食物,或感受暑湿,以致胃失和降、脾失运化,进而引起吐泻和腹痛诸症。若吐泻不止,耗阴伤阳,甚可出现脱证。

【辨证论治】

1. 湿热型

主症:起病急骤,吐泻较频,吐物酸腐,大便呈黄色水样,臭秽,便时暴注下迫,肛门灼热,可伴发热,口渴心烦,腹部绞痛,小便短赤。舌红,苔黄腻,脉弦数。

治法:清热利湿。

方药:葛根芩连汤加减。药用葛根、茵陈、黄芩、黄连、甘草。

2. 寒湿型

主症:呕吐,泄泻,稀水样便,伴头痛乏力,胸膈满闷,脘腹疼痛。舌红苔白腻,脉滑。

治法:散寒燥湿,芳香化浊。

方药:藿香正气汤合平胃散加减。药用藿香、紫苏叶、白芷、茯苓、炒白术、甘草、厚朴、半夏、陈皮、桔梗、大腹皮、苍术。

3. 虚寒型

主症:吐泻频繁,腹痛,面色苍白,汗出肢冷,常有小腿转筋,口不渴,小便清,舌质淡黯,苔白,脉微细或沉迟。

治法:温中散寒。

方药:理中汤。药用党参、干姜、炒白术、炙甘草。

加减:本方加附子为附子理中汤,再加肉桂为附桂理中汤;腓肠肌痉挛者,加木瓜、白芍。

慢 性 腹 泻

慢性腹泻是指大便次数增多,粪便稀薄,但无脓血黏冻,反复发作,长期迁延的一类病症,属中医学"久泻"范畴。

【病因病机】

暴泻未能彻底治愈,迁延日久,耗伤脾气,运化失常,以致久泻;脾虚日久损伤肾阳,脾肾阳虚,导致"五更泻";因肝气不舒而伤脾,造成肝脾不和,以致久泻。总之,本病是脾气虚弱引起,涉及肝、肾。

【辨证论治】

1. 脾气虚弱

主症:病程长,大便稀溏,夹有不消化食物,食欲不振,食后脘腹作胀,面黄少华,神疲倦怠,舌淡苔白,脉濡弱。

治法:补脾运中。

方药:参苓白术散加减。药用党参、白术、山药、茯苓、扁豆、陈皮、砂仁、木香、神曲。

加减:阳虚有寒,畏寒、腹痛者,加附子、干姜;气虚下陷,脱肛者,加升麻、柴胡、黄芪;夹湿者,加黄连、黄芩、厚朴、肉桂。

2. 脾肾阳虚

主症:每在黎明腹泻,脐下作痛,肠鸣即泻,完谷不化,腹部畏寒,有时作胀,食欲不振,舌淡,脉沉细。

治法:温补脾肾。

方药:四神丸加减。药用补骨脂、吴茱萸、五味子、肉豆蔻、益智仁、附子、白术、党参。

加减:滑泻者,加诃子肉、赤石脂。

3. 肝脾不和

主症:腹泻随情绪变化出现,腹痛、腹胀,胸胁胀闷,嗳气,食少,频转矢气,脉弦。

治法:调和肝脾。

方药:痛泻药方加减。药用白芍、陈皮、白术、木香、枳壳、乌药、川楝子。

加减:久泻不止者,可加乌梅、木瓜、生甘草。

【验案举隅】

患者,男,50岁。

初诊日期:2018 年 8 月 22 日。

主诉:大便溏泻 10 余年。

病史:患者 10 余年前饮食不洁,出现腹泻,当地医院诊断为"急性肠炎",经对症治疗后好转,后反复发作腹泻,饮食生冷则加重,平素易感冒,纳可,无腹痛,日渐消瘦,寐可,小便调。既往有高血压病史 3 年,哮喘病史 10 年。舌质红,舌苔白滑,脉沉弦细。

检查:体温 36.6℃,血压 138/78mmHg,心率 66 次 /min,律齐。腹软,无压痛,双下肢无水肿。舌质红,舌苔白滑,脉沉弦细。

西医诊断:慢性结肠炎。

中医诊断:腹泻。

辨证:脾肾两虚。

治法:补益脾肾。

处方:菟丝子 10g　淫羊藿 10g　焦白术 15g　茯苓皮 30g
　　　泽泻 10g　　败酱草 30g　砂仁 6g　　生甘草 6g
　　　杜仲 15g　　川断 15g

　　　　　　　14 剂,免煎颗粒剂,每日 1 剂,开水冲服。

二诊日期:2018 年 9 月 19 日。

患者服药后大便溏泻改善,近日哮喘复作,微喘,自觉有痰,夜间重,纳可,寐可,小便调。舌质淡红,苔白,脉弦细数。

处方:焦白术 15g　茯苓皮 30g　白芍 20g　鱼腥草 30g
　　　桑白皮 20g　桔梗 20g　　泽泻 10g　败酱草 30g
　　　白芷 15g　　陈皮 10g　　姜半夏 6g　淫羊藿 15g

　　　　　　　14 剂,免煎颗粒剂,每日 1 剂,开水冲服。

按:3 个月后电话随访,患者服药后诸症已愈,未再复发。

尿 路 感 染

尿路感染是由细菌感染引起泌尿系统感染的总称。常见的有肾盂肾炎、膀胱炎、尿道炎,多见于女性,中医属"淋病""腰痛"范畴。

【病因病机】

既往有慢性肾脏疾病病史,或由于女性生理解剖上有尿道短小的特点,是本病易感原因,或因怀孕等内在因素,又感染湿热之邪而致病。湿热侵犯肾脏、膀胱,致使下焦气化不利;若湿热迫血妄行,可出现血尿;湿热久留,可致肾的气阴受伤形成慢性疾病。

【诊断要点】

1. 尿频、尿急、尿痛,偶有血尿,或有腰部酸痛,急性期多有发热、恶寒,慢性期可见低热。

2. 通常有尿道痛为尿道炎;有下腹痛胀、压痛或有血尿为膀胱炎;腰痛向下腹、会阴及大腿内侧放射,而肾区有叩击痛为肾感染;伴有水肿、高血压的为肾盂肾炎。

3. 尿常规有蛋白、红细胞、白细胞。

【辨证论治】

1. **湿热蕴结**

主症:寒热往来,尿频、尿急、尿痛,尿赤有味,小腹坠胀,腰痛,苔薄黄微腻,脉弦数。

治法:清热利湿。

方药:柴胡、黄芩、滑石、泽泻、瞿麦、萹蓄、木通、草薢、车前草、败酱草。

加减:恶寒,发热,寒重热轻,口不渴,加桔梗宣肺散寒而利小便;壮热,汗出,口渴,去滑石、木通,加知母、生石膏养阴清热;胸闷、呕恶,苔腻,去木通、败酱草,加半夏、苍术、黄柏健脾祛湿清热;有血尿者,加大小蓟、白茅根、炒栀子、莲子心凉血止血;便结者加大黄通腑泄热。

2. 虚实夹杂

主症:腰痛,神疲乏力,头昏、耳鸣,尿频、尿急,少腹不适,舌质红,苔薄黄,脉弦细。或无明显症状,尿有异常。

治法:益肾清利。

方药:知母、黄柏、牡丹皮、生地黄、山萸肉、茯苓、紫花地丁、车前子。

加减:见少气无力、面色无华、头昏眼花者,为气血不足,去知母、黄柏,加黄芪、当归、党参益气养血;伴腰酸、畏寒、肢冷者,为肾阳虚,去知母、黄柏、牡丹皮,加附子、肉桂、续断、菟丝子温补肾阳。

【验案举隅】

患者,女,57岁。

初诊日期:2018年6月13日。

主诉:尿频、尿痛伴小腹痛1年。

病史:患者1年前无明显诱因出现尿频、尿急、尿痛,经当地医院对症治疗好转。近1年来反复发作多次。刻下症:尿频、尿痛,伴腹痛,小便量少,口臭,纳可,胃脘胀痛,不易入睡,乏力。

既往史:1985年行左肾切除术,1999年行子宫全切术。

检查:体温36.7℃,心率80次/min,律齐。腹软,无压痛,双下肢无水肿。舌淡红,苔白干,脉弦细。尿常规:WBC(±)。

西医诊断:尿路感染。

中医诊断:热淋。

辨证:肾虚湿热证。

治法:益肾清利。

处方:菟丝子 10g　金钱草 30g　连翘 20g　　山萸肉 10g

　　　白芍 20g　　五味子 10g　地骨皮 20g　茯苓 20g

　　　首乌藤 20g　珍珠母 30g　白芷 15g

　　　　　　　　14 剂,免煎颗粒剂,每日 1 剂,开水冲服。

二诊日期:2018 年 7 月 15 日。

药后诸症好转,近半月复发加重,口干,胃胀痛,失眠好转,小便涩痛,大便不易排出,便后不爽,心烦憋闷,腰痛。舌淡红,苔白干,脉弦细。

处方:金钱草 30g　败酱草 20g　野菊花 20g　连翘 20g

　　　菟丝子 10g　车前子 6g　　茯苓 20g　　焦白术 10g

　　　泽泻 15g　　石韦 15g　　白芷 10g　　白芍 20g

　　　　　　　　14 剂,免煎颗粒剂,每日 1 剂,开水冲服。

三诊日期:2018 年 8 月 22 日。

患者服药后尿频、尿急、尿痛明显好转,约 1 周见效,后如常人。停药后 4 天复发,少腹痛,腰痛,尿痛、烧灼感,尿频,胃胀痛,痉挛性疼痛,右胁肋部酸痛。双手震颤。纳可,大便正常。夜寐欠安,入睡困难。舌淡红,苔白厚,脉沉缓。

处方:金钱草 30g　连翘 20g　　野菊花 30g　炒川楝子 10g

　　　茯苓 20g　　白芷 10g　　延胡索 10g　瞿麦 10g

　　　菟丝子 10g　太子参 10g　白芍 10g　　葛根 20g

　　　　　　　　14 剂,免煎颗粒剂,每日 1 剂,开水冲服。

【按】患者此后多次反复,坚持治疗半年余,2018 年 12 月 19 日复诊诸症好转。1 个月后电话随访,未再复发。

肾 炎

肾炎是以肾脏病变为主的变态反应性疾病,肾炎按病程长短可分为急性和慢性两种。

中医对本病的认识:统称为"水肿",慢性水肿消失后属"虚劳"范畴。本病的发生多因风寒、风热犯肺,致肺气不宣;或因冒雨、涉水受湿,皮肤痈毒内侵;寒湿、湿热困脾,脾失转输,以致水道不能通调,水液内停,外浸皮肤,形成水肿,为阳水证(急性肾炎)。水邪犯肺凌心,继而出现气喘、心悸;水液内停日久,可以造成脾肾阳虚,为阴水证。

慢性肾炎可因饮食劳倦等因素引起急性发作。综上所述,本病主要病位在脾、肺、肾三脏,肺不能通调水道,脾不能转输水湿,肾不能蒸化水液,三焦宣通失常,膀胱气化不利,进而导致水液排泄障碍。

总之,本病急性期多与肺、脾关系密切,慢性期多与脾、肾关系密切。本病以肾为主,因肾为水脏,是调节水液代谢的重要脏器。"其本在肾,其标在肺,其制在脾。"

【辨证论治】

1.风水相搏证

主症:水肿大多由眼睑开始,继则四肢,甚至全身皆肿,来势迅速,颜面尤为明显,皮肤光亮,按之凹陷,小便短少,是急性肾炎初期之表现。

治法:疏风利水。

方药:桂枝、茯苓、浮萍、泽泻、防风、羌活、车前子。

加减:外感风寒,恶寒、发热,咳嗽者,去浮萍,加麻黄、杏仁宣肺止咳;外感风热,扁桃体红肿,发热、口干、苔黄者,去桂枝、羌活,加麻黄、生石膏、芦根、牛膝疏风解表,养阴清热;咳喘胸闷者加葶苈子、桑白皮降气平喘。

2. 湿热蕴结证

主症:全身水肿,肌肤胀急,小便赤短,腹部胀满,口干,胸中烦闷,或有发热,大便干结,舌红,苔黄腻,脉滑数。本证患者多有皮肤化脓感染的病史,多见于急性肾炎。

治法:清利湿热。

方药:苍术、黄柏、防己、猪苓、茯苓皮、商陆、大腹皮、木通、泽泻、赤小豆。

加减:湿热在表、有皮肤湿疹者,加麻黄、连翘、桑白皮解毒利湿;有血尿者加白茅根、小蓟凉血止血;有高血压者加怀牛膝、益母草、玉米须、车前草益肾清肝、活血降压。

3. 水湿困脾证

主症:水肿反复消长,全身水肿,下肢尤为明显,晨起手肿,下午足肿,按之凹陷较深,肢体困倦,沉重无力,面色浮黄,脘腹胀满,纳少,小便少而浊,苔白腻,脉沉缓。常见于慢性肾炎急性发作。

治法:通阳化湿利水。

方药:五苓散合五皮饮加减。药用苍术、白术、桂枝、泽泻、猪苓、茯苓、五加皮、陈皮、生姜皮。

加减:卫气虚,恶风、汗出者,加黄芪、防风、防己益气固表;湿困于中见脘腹胀满重者,加川厚朴、川椒理气化湿。

4. 脾肾阳虚证

主症:肤色㿠白,全身水肿,日久不消,腰以下肿为重,按之深陷,尿少,色白,食少便溏,腰酸怕冷,舌胖润,苔白,脉沉细。为慢性肾炎表现。

治法:温肾补脾。

方药:制附子、桂枝、黄芪、淫羊藿、萹蓄、党参、白术、茯苓、泽泻、干姜、车前子。

【验案举隅】

患者,女,46岁。

初诊日期:2016年10月24日。

主诉:双下肢水肿1个月。

病史:患者1个月前无明显诱因出现双手胀,上肢疼痛,后双下肢水肿,时有咳嗽、憋气,伴腰痛,纳可,睡眠可,大便1日1行,小便调。月经规律。

既往史:慢性肾炎病史3年。否认药敏史。

检查:体温36.5℃,血压120/68mmHg,心率76次/min,律齐。腹软,无压痛,双下肢水肿。舌红,苔黄腻,脉细数。2016年10月24日尿常规:尿蛋白(+),白细胞(++),隐血(+++);镜检:白细胞2/HP,红细胞15~20/HP。

西医诊断:慢性肾炎。

中医诊断:水肿病。

辨证:脾肾不足。

治法:补益脾肾,佐以清热利湿。

处方:

石韦10g	白芍20g	丝瓜络10g	生黄芪10g
金钱草30g	泽泻15g	茯苓30g	车前子(包煎)6g
车前草6g	土茯苓30g	菟丝子10g	桑白皮20g

14剂,每日1剂,水煎,早、晚分服。

二诊日期:2016年11月7日。

患者服药后下肢水肿减轻,腰痛好转,纳差,咽部不适,干咳伴气短,乏力。夜间汗出。月经规律。血压128/80mmHg,舌红,苔少,脉弦细数。2016年11月7日尿常规:尿蛋白(+),白细胞(++);镜检:

白细胞 15~20/HP。

    处方:木香 10g   大腹皮 20g   砂仁^(后下)6g   生甘草 6g

           白芍 20g   白芷 15g   当归 20g   太子参 6g

           射干 15g   陈皮 10g   姜半夏 6g   桔梗 20g

                        14 剂,每日 1 剂,水煎,早、晚分服。

三诊日期:2016 年 11 月 21 日。

患者服药后下肢水肿明显好转,时感呕恶,伴面色无华,神疲乏力,小便量少,夜尿 3~4 次。月经规律。血压 110/80mmHg,舌红,苔少,脉弦细数。

    处方:金钱草 30g   石韦 10g   连翘 20g   车前子^(包煎)10g

           车前草 10g   白芷 20g   茯苓 30g   菟丝子 10g

           当归 20g   茯苓皮 30g   泽泻 15g

                        14 剂,每日 1 剂,水煎,早、晚分服。

按:患者后未再复诊,3 个月后电话随访诸症好转。

贫　血

贫血常见有缺铁性贫血、急性或慢性失血性贫血,以及再生障碍性贫血。

【病因病机】

贫血原因如出血、积滞、脾虚久泻和药物的毒性影响。中医认为脾肾功能不强,气血生化不足造成贫血,中医称为"血虚"和"虚劳"。因血的生源在脾,根本在肾,脾虚不能运化和吸收水谷精微,肾虚不能助脾运化,精微水谷不能变化而为血,气血是互用的,如血虚导致气也虚,脾不健运而气血两亏,则表现心脾两虚的症状。肾阴亏则肝失滋养,肝不能藏血,故肝肾阴虚。

【辨证论治】

1. 气血两虚（心脾两虚）

主症：面色萎黄、苍白，疲倦乏力，气短懒言，心悸，食少，失眠、头晕，指甲扁平如匙，舌淡苔薄，脉沉细。

治法：补气养血。

方药：八珍汤加炒枣仁、五味子、红花。

加减：腹胀、大便溏泄者，去当归、熟地黄、白芍，加陈皮、木香、砂仁。

2. 肝肾阴虚

主症：头晕耳鸣，腰酸，足软无力，有低热，手足心热，心烦，口干，指甲干枯，皮肤干燥，有瘀斑、出血，月经过多。舌淡红少苔，脉细数。

治法：滋补肝肾。

方药：生地黄、熟地黄、山药、何首乌、当归、枸杞子、女贞子、龟甲、阿胶。

加减：虚热明显者，加青蒿、地骨皮、玄参、黄柏；有瘀斑出血者，加小蓟、仙鹤草、牡丹皮、白茅根、藕节。

3. 脾胃虚弱

主症：面色萎黄或苍白，口唇色淡，爪甲无泽，四肢乏力，食欲不振，大便溏薄，恶心呕吐。舌淡苔白，脉沉弱。

治法：健脾和胃，益气养血。

方药：香砂六君子汤加减。

【验案举隅】

患者，女，31岁。

初诊日期：2018年1月30日。

主诉：乏力半年余。

病史:患者半年余前无明显诱因出现乏力,未予重视。2017 年 12 月 8 日体检发现"贫血",未规范治疗。刻下症见:乏力,时有胸闷、心悸,纳寐可,大便日行 3~4 次,不成形,小便调。月经规律,末次月经 2018 年 1 月 22 日。2018 年 1 月 30 日血常规:白细胞 1.95×10^9/L,红细胞 3.44×10^{12}/L,血红蛋白 108g/L。

既往史:体健,否认药物、食物过敏史。

检查:体温 36.6℃,血压 110/70mmHg,心率 72 次/min,律齐。腹软,无压痛,双下肢水肿。舌红苔白,脉弦细。

西医诊断:贫血。

中医诊断:虚劳病。

辨证:气血不足,脾肾两虚证。

治法:益气养血,健脾益肾。

处方:土茯苓 30g　白芷 15g　葛根 20g　益母草 20g
　　　当归 20g　生地黄 15g　熟地黄 15g　白芍 20g
　　　败酱草 30g　野菊花 30g　菟丝子 10g　太子参 10g

14 剂,每日 1 剂,水煎,早、晚分服。

二诊日期:2018 年 2 月 23 日。

患者自行守方服药 3 周,2018 年 2 月 22 日复查血常规:白细胞 5.35×10^9/L,红细胞 3.84×10^{12}/L,血红蛋白 126g/L。刻下症见:乏力好转,时有胸闷、心悸,纳可,寐差梦多,大便 1 日 3 次,不成形,小便调。舌淡红苔少,脉细。

处方:土茯苓 30g　首乌藤 20g　煅牡蛎(先煎)30g　炙远志 10g
　　　白芍 20g　葛根 20g　焦白术 15g　茯苓皮 30g
　　　败酱草 30g　太子参 10g　菟丝子 15g　炒蒺藜 15g

14 剂,每日 1 剂,水煎,早、晚分服。

三诊日期:2018 年 5 月 11 日。

患者服药后诸症好转,复查血常规正常,偶有脑鸣、头晕,伴睡眠不佳,多梦,纳可,大便成形,1日1行,小便调。月经规律。

检查:血压 110/80mmHg,舌红,苔少,脉弦。

处方:土茯苓 30g　首乌藤 20g　炙远志 10g　白芍 20g

　　　葛根 20g　　白芷 20g　　当归 20g　　生地黄 15g

　　　熟地黄 15g　益母草 10g　蔓荆子 15g　炒蒺藜 15g

　　　太子参 10g

14剂,每日1剂,水煎,早、晚分服。

风湿性关节炎

痹证(历节风)即风湿性关节炎,临床较常见,并可以引起风湿性心肌炎。主要是因人体正气不足,外感风、寒、湿、热之邪,邪犯经脉、关节,阻碍气血的运行而疼痛。

【诊断要点】

1. 发病前有扁桃体炎或上呼吸道感染史,发病多数为大关节,疼痛为多发性、游走性或固定不移。

2. 急性风湿活动时,局部关节红肿热痛、活动障碍或关节腔有积液,并伴有不同程度的发热、汗多、鼻出血。可有圆形的红斑,在关节伸侧可触到黄豆大小的风湿小体,数周后消失。

3. 类风湿关节炎多发于小关节,对称出现。

【辨证论治】

1. **风寒湿证**

主症:关节肌肉酸痛,阴雨加重,反复发作,时轻时重,疼痛呈游走性,涉及多个关节,为风胜;痛有定处,活动受限制,局部怕冷,受热则适,为寒胜;痛处不移,局部漫肿,皮色不红,为湿重。舌白或白腻,脉弦紧。

治法:祛风散寒除湿。

方药:羌活、独活、桂枝、防风、制川乌、川芎、秦艽、威灵仙、桑枝。

加减:风胜加海风藤、豨莶草、全蝎;寒胜加草乌、细辛、麻黄;湿胜加苍术、生薏苡仁、五加皮。

2. 风湿热证

主症:病势急,关节局部红肿热痛,触之痛甚,日轻夜重,屈伸不利,甚则不能活动,伴有发热、汗多、畏风、口渴、烦躁,舌苔黄腻,脉数。

治法:清热祛风化湿。

方药:桂枝、石膏、知母、防己、忍冬藤、生甘草、地龙、晚蚕沙。

加减:湿热下注,关节红肿疼痛、小便黄赤者,加苍术、赤芍、生地黄;湿热伤阴,低热不退,汗多,口干,舌红者,去桂枝、石膏,加秦艽、银柴胡、鳖甲、功劳叶、生地黄。

凡病程日久、伤气血者,应在方中加黄芪、当归、党参、鸡血藤;伤肝肾者,加杜仲、续断、桑寄生、狗脊、牛膝、木瓜、淫羊藿。

【验案举隅】

患者,女,62 岁。

初诊日期:2018 年 11 月 13 日。

主诉:周身关节酸痛 10 余年,加重 4 个月。

病史:患者 10 余年前无明显诱因出现双手指关节红肿、疼痛,诊断为"类风湿关节炎",对症治疗缓解,后反复发作,逐渐出现周身关节疼痛。近 4 个月患者再次周身关节酸痛加重,伴胃痛,呕吐,纳食少,寐欠安,口干,多汗,大便干,3 日 1 行,小便调。

既往史、个人史、家族史:高血压 10 余年,冠心病 8 年,冠状动脉支架术后 2 年,甲状腺功能亢进病史 5 年(药物控制),糖尿病病史 5 年。

检查:体温 36.5℃,血压 120/70mmHg,心率 82 次/min,律齐。腹软,无压痛。双手指关节散在红色斑片状皮损,微肿,按之微痛。双下肢无水肿。舌红苔白,脉沉。

西医诊断:类风湿关节炎。

中医诊断:痹证。

辨证:肝肾不足,风寒湿证。

治法:补肝肾,祛风湿,止痹痛。

处方:桑寄生 20g　青风藤 15g　独活 10g　白芍 20g
　　　葛根 20g　　木香 10g　　陈皮 10g　炒川楝子 10g
　　　砂仁 6g　　　生甘草 6g　白芷 10g　姜半夏 6g
　　　竹茹 10g

14 剂,免煎颗粒剂,每日 1 剂,开水冲服。

二诊日期:2018 年 11 月 27 日。

患者服药后周身关节疼痛明显好转,胃痛减轻,呕吐,纳寐可,口干,多汗,大便每日 1 次,小便调。

检查:血压 130/76mmHg。双手指关节无红肿、无皮损。舌红,苔白,脉沉。

处方:鸡血藤 10g　青风藤 15g　白芍 20g　　葛根 20g
　　　白芷 10g　　木香 10g　　大腹皮 10g　炒川楝子 10g
　　　砂仁 6g　　　生甘草 6g　姜半夏 6g　竹茹 10g
　　　佛手 10g

14 剂,免煎颗粒剂,每日 1 剂,开水冲服。

三诊日期:2018 年 12 月 14 日。

患者服药后周身关节疼痛明显好转,胃痛缓解,无呕吐,纳佳,口干,多汗,易醒,大便每日 1 次,小便调。

检查:血压 120/70mmHg。双手指关节无红肿、无皮损。舌黯红,苔白,脉弦。

处方:

木香 10g	大腹皮 10g	炒川楝子 10g	太子参 10g
玉竹 30g	砂仁 6g	白芍 20g	首乌藤 20g
制远志 15g	土茯苓 30g	浮小麦 30g	丹参 15g
天麻 10g			

14 剂,免煎颗粒剂,每日 1 剂,开水冲服。

【按】患者 2019 年 1 月 18 日因腰痛就诊,自诉周身关节疼痛明显好转。

妇产科病症临证治验

月 经 不 调

月经周期、经量、经色、经质的任何一方面出现异常改变,均称为"月经不调"。

常见的月经不调有月经先期、月经后期、月经先后不定期,以及月经过多、月经过少。外界的气候或地理环境的改变、生活习惯的变化、患者精神情绪的波动,均可影响月经的正常规律。但是月经偶尔一两次的失常不作疾病论。

【诊断要点】

1. 月经正常周期一般以 28 天计算,如提前 7 天以上者称为月经先期,错后 7 天以上者称为月经后期;如时而提前,时而延后,且连续 3 个月周期紊乱者,称为月经先后不定期;如经量很多,且月经周期超过 7 天,称月经过多;如月经量少,点滴即净或经期不足 2 天,称月经过少。

2. 月经过多者应进行妇科检查,排除子宫肌瘤,或化验血小板及出凝血时间,排除凝血异常。

3. 月经过少者应排除子宫内膜病变、贫血及慢性消耗性疾病。

【辨证论治】

1. **月经先期**

(1) 血热证

主症:月经提前,量多,色紫红,质黏,有血块,心烦口渴,苔黄,脉滑数有力。

治法:清热凉血。

方药:当归、赤芍、生地黄、黄芩、牡丹皮。

加减:如有低热,脉细数,加青蒿、鳖甲、地骨皮、银柴胡养阴清虚热。

(2) 气虚证

主症:月经提前,量多,色淡质稀,倦怠乏力,气短懒言,舌淡,脉细缓。

治法:补气养血。

方药:党参、黄芪、当归、白术、白芍、升麻、甘草、荆芥炭、煅牡蛎。

2. 月经后期

(1) 血寒证

主症:经行错后,量少,色黯红,有血块,小腹冷痛,苔白,脉沉紧。

治法:温经散寒。

方药:当归、川芎、赤芍、肉桂、莪术、延胡索、牛膝、吴茱萸。

(2) 血虚证

主症:经行错后,量少色淡,质稀,无血块,面色萎黄,头昏,心悸,舌淡红,苔薄,脉细弱。

治法:益气养血调经。

方药:人参养荣汤加减。药用党参、黄芪、当归、白芍、熟地黄、白术、茯苓、远志、肉桂、甘草。

(3) 气滞血瘀

主症:月经后期,量少色黑,有血块,小腹胀痛,精神抑郁,胸闷不舒,舌质黯,脉细弱。

治法:行气活血。

方药:当归、川芎、赤芍、桃仁、红花、怀牛膝、香附、枳壳、木香、延胡索。

3.月经先后无定期

肝郁证

主症:月经先后不定期,量多少不定,色黯有血块,乳房胀痛,胸闷,胁下及小腹胀痛,脉弦细。

治法:疏肝解郁,和血调经。

方药:当归、赤芍、柴胡、青皮、陈皮、延胡索。

加减:若面色淡,倦怠,少言,便溏,脉沉无力,加白术、茯苓、扁豆健脾益气。

中成药:八珍益母丸、人参养荣丸、当归丸、艾附暖宫丸。

【验案举隅】

□ 案1 患者,女,34岁,已婚。

初诊日期:2014年2月24日。

主诉:月经失常3年。

病史:患者平素嗜食肥甘,性情急躁易怒,近3年出现月经量少,有血块,经期提前,经行少腹疼痛,白带色黄量多,阴道瘙痒阵作。

检查:舌黯红,苔黄,脉弦。

中医诊断:月经不调。

辨证:湿热下注,气血不和。

治法:清热利湿,调和气血。

处方:土茯苓30g　益母草20g　生薏仁30g　　白芷20g

野菊花20g　蒲公英20g　紫花地丁20g　地肤子30g

白鲜皮 30g　砂仁 6g　　甘草 6g

　　14 剂,免煎颗粒剂,每天 1 剂,早、晚餐后开水冲服。

二诊日期:2014 年 3 月 10 日。

患者坚持服药,月经周期正常,经行腹痛减轻,阴道瘙痒好转。舌黯红,苔黄,脉弦。

处方:土茯苓 30g　　益母草 30g　野菊花 20g　蒲公英 20g

　　　紫花地丁 20g　当归 20g　　生地黄 15g　熟地黄 15g

　　　川楝子 9g　　　蔓荆子 20g　砂仁 6g　　甘草 6g

　　　7 剂,免煎颗粒剂,每日 1 剂,早、晚餐后开水冲服。

□ 案 2　患者,女,30 岁,已婚。

初诊日期:2016 年 9 月 12 日。

主诉:月经量少 1 年。

病史:患者 1 年前产后出现月经量少,色黯,双颊部可见黄褐色斑片,无腹痛,伴腰痛,急躁易怒,脱发,纳可,不易入睡,二便调。孕 3 产 1,否认慢性病史。否认药物过敏史。

检查:血压 110/80mmHg,舌淡红,苔白,脉弦细。

中医诊断:月经过少。

辨证:气血肝肾亏虚夹湿热证。

治法:补益肝肾,调和气血,清热利湿。

处方:当归 20g　　生地黄 15g　熟地黄 15g　菟丝子 10g

　　　白芍 20g　　葛根 15g　　土茯苓 30g　益母草 20g

　　　野菊花 20g　蒲公英 20g　紫花地丁 20g　首乌藤 20g

　　　远志 10g

　　　　　　　　14 剂,免煎颗粒剂,每日 1 剂,开水冲服。

二诊日期:2016 年 11 月 26 日。

患者服药 14 剂后病情改善,后守方服药 2 个月,月经量少明显好转,仍有脱发,纳可,二便调。舌黯红苔白,脉细滑。

处方:土茯苓 30g　当归 20g　　生地黄 15g　熟地黄 15g

白芍 20g　　葛根 20g　　野菊花 20g　紫花地丁 20g

蒲公英 20g　首乌藤 20g　远志 10g　　白芷 15g

14 剂,免煎颗粒剂,每日 1 剂,开水冲服。

痛　经

月经行经前后及经期小腹疼痛,称为痛经。

【诊断要点】

1. 小腹痛,随月经的周期反复发生。

2. 疼痛剧烈的患者,可伴四肢发冷、面青、汗出等症,甚则发生昏厥。

3. 做妇科检查,了解子宫发育情况、有无生殖器官炎症。

【辨证论治】

1. **实证**

主症:经期多后错,经行不畅,色黯有血块,小腹胀痛有冷感,脉弦细,苔薄白,舌上有瘀点。

治法:理气活血,温经化瘀。

方药:当归、香附、延胡索、艾叶、肉桂、益母草、丹参。

加减:如偏气滞,加木香、乌药、柴胡;如偏瘀血,加三棱、莪术、五灵脂。

2. **虚证**

主症:月经后期,量少,色淡,无血块,小腹隐痛,头昏乏力,舌淡,脉细弱。

治法:养血和络。

方药:当归、白芍、熟地黄、炙甘草、木香、艾叶。

中成药:痛经丸、益母草膏。

单方:艾叶 9g 煎水加红糖温服,每日 1 次。

【验案举隅】

患者,女,37 岁。

初诊日期:2018 年 3 月 9 日。

主诉:痛经 1 年。

病史:患者 1 年前子宫肌瘤术后出现痛经,伴月经量多,经期延长,持续 8~9 天,遂注射药物(具体药名不详)抑制月经,纳可,寐差,大便黏腻,1 日 1 行,尿频。末次月经 2017 年 7 月 15 日。

既往有子宫肌瘤病史 6 年,2013 年行子宫肌瘤切除术,双膝滑膜炎病史 5 年。

检查:体温 36.6℃,血压 118/70mmHg,心率 75 次 /min,律齐。腹软,无压痛。舌淡红苔少,脉弦细。

西医诊断:痛经。

中医诊断:痛经。

辨证:气血失调,湿毒内蕴证。

治法:养血调经止痛,清热解毒祛湿。

处方:

当归 20g	生地黄 15g	熟地黄 15g	首乌藤 20g
煅牡蛎 30g	制远志 10g	野菊花 20g	蒲公英 20g
紫花地丁 20g	炒苍术 10g	白芷 10g	延胡索 10g
金钱草 20g	天花粉 15g		

14 剂,免煎颗粒剂,每日 1 剂,开水冲服。

注意事项:病情变化随诊,经期停药。

二诊日期:2018 年 4 月 3 日。

患者服药 1 日后月经来潮,月经量多,持续 8 日,痛经好转,纳

可,伴口腔溃疡,寐安,二便调。末次月经 2018 年 3 月 10 日。血
压 120/80mmHg。舌红,苔白,脉沉。

处方:野菊花 20g　　蒲公英 20g　　紫花地丁 20g　　天花粉 15g

土茯苓 30g　　益母草 15g　　当归 20g　　生地黄 15g

熟地黄 15g　　白芍 20g　　白芷 10g　　延胡索 10g

制女贞子 30g　　首乌藤 20g　　煅牡蛎 30g

14 剂,免煎颗粒剂,每日 1 剂,开水冲服。

注意事项:变化随诊,经期停药。

三诊日期:2018 年 5 月 21 日。

患者自上次就诊后又自行抄方 14 剂,药后经期未出现痛经,
伴月经量多,乳房胀痛,带下正常,四肢末端肿胀感,腿沉,纳寐可,
偶有干呕,大便量少,1 日 1 行,小便调。末次月经 2018 年 5 月 1 日。

处方:土茯苓 30g　　益母草 10g　　野菊花 30g　　败酱草 30g

白芷 15g　　延胡索 10g　　当归 20g　　生地黄 15g

熟地黄 15g　　覆盆子 10g　　首乌藤 20g　　制远志 15g

小蓟 10g

14 剂,免煎颗粒剂,每日 1 剂,开水冲服。

闭　　经

发育正常的女子,一般在 14 岁左右月经初潮,如果超过 18 岁
仍无月经初潮,为原发性闭经;如曾行经而又中断 3 个月以上,且
不是妊娠期或哺乳期,称为继发性闭经。

【诊断要点】

1. 诊断闭经必须排除妊娠期、哺乳期的生理性闭经。

2. 问病史时应注意询问有无严重疾病、是否受过刺激、有无环

境的变迁,进行全面检查、化验等,并询问有无结核、糖尿病、贫血、内分泌失调等病史。

3. 对原发性闭经要做妇科检查,了解有无处女膜闭锁、阴道闭锁及子宫发育异常等情况。

【辨证论治】

1. 虚证

(1) 气血两虚

主症:经闭,头晕目花,耳鸣,心悸,气短,懒言,疲乏少力,舌淡无苔,脉沉细。

治法:益气养血。

方药:当归、白芍、川芎、熟地黄、党参、白术、茯苓、甘草、益母草。

(2) 肾阳虚

主症:经闭,面色苍老,乳房萎瘪,神疲腰酸,怕冷,四肢不温,小便频数,舌质淡苔白,脉沉缓。

治法:补肾温阳。

方药:鹿角胶、紫河车、仙茅、淫羊藿、巴戟天、牛膝、肉桂、当归、熟地黄。

(3) 肾阴虚

主症:经闭,面色苍老,乳房萎瘪,神疲腰酸,形体消瘦,手足心热,午后低热,盗汗,舌苔中剥,脉细或细数。

治法:滋肾养阴。

方药:当归、白芍、生地黄、山萸肉、山药、牡丹皮、泽泻、茯苓、牛膝、何首乌。

2. 实证

(1) 气滞血瘀

主症:闭经,精神抑郁,烦躁易怒,胸闷、胁痛,小腹胀痛,舌边紫或有紫点,脉弦或涩。

治法:行气活血。

方药:当归、川芎、赤芍、桃仁、红花、乌药、木香、醋香附、延胡索。

加减:兼有腹冷寒象,加肉桂、艾叶。

(2) 痰湿阻滞

主症:形体肥胖,胸闷腹胀,泛恶,痰多,口淡,舌苔白腻,脉滑。

治法:化痰祛湿,行滞通经。

方药:苍术、香附、陈皮、半夏、茯苓、南星、生姜、枳壳、当归、川芎。

【验案举隅】

患者,女,24 岁,未婚。

初诊日期:2013 年 9 月 24 日。

主诉:月经不规律后错 6 年。

病史:患者 14 岁月经初潮,近 6 年来出现月经不规律后错,最长闭经 6 个月余。此次月经已 3 个月未行,白带不多。曾查腹部 B 超:左侧卵巢多囊样改变,子宫内膜厚约 0.8cm。否认药物过敏史。

检查:舌淡红,苔白,脉弦。

中医诊断:闭经。

辨证:血虚湿热。

治法:养血通经,清热利湿。

处方:

当归 20g	生地黄 15g	熟地黄 15g	阿胶(烊化)15g
白芍 20g	土茯苓 30g	益母草 30g	泽兰 30g
野菊花 20g	蒲公英 20g	紫花地丁 20g	天花粉 20g

14剂,水煎,每日1剂,早、晚分服。

二诊日期:2013年10月8日。

患者诉服上药6剂后月经已至,月经量少,伴腹痛,无恶心呕吐。舌淡红,苔白,脉弦。

处方:当归20g　　生地黄15g　　熟地黄15g　　土茯苓30g

　　　益母草30g　　泽兰20g　　　野菊花20g　　蒲公英20g

　　　紫花地丁20g　生牡蛎^(先煎)30g　天花粉20g

28剂,每日1剂,水煎,早、晚分服。

三诊日期:2013年11月8日。

患者坚持服药,诉11月2日再次行经1次,月经周期基本正常,经量较前增多,腹痛减轻,腰酸。

处方:当归20g　　生地黄15g　熟地黄15g　　天花粉30g

　　　土茯苓30g　益母草30g　赤芍15g　　　连翘20g

　　　野菊花20g　蒲公英20g　紫花地丁20g　菟丝子20g

7剂,每日1剂,水煎,早、晚分服。

带　下　病

女性阴道流出白色或黄色或赤白色分泌物,绵绵不断或量多淋漓,称为带下病,主要因为湿浊下注造成。

【诊断要点】

1. 注意观察带下的颜色、质地稠稀、量的多少、有无气味,要与女性生理性少量白色或淡黄色阴道分泌物和在青春期、月经前后或妊娠期分泌物增多的正常现象相区别。

2. 带下色黄或绿如泡沫状,量多有臭味,兼有外阴及阴道瘙痒或刺痛,要考虑滴虫性阴道炎。

3. 带下色乳白如豆渣状,量多,伴外阴及阴道瘙痒、刺痛,要考虑霉菌性阴道炎。

4. 带下赤白或如脓样分泌物,有奇臭味,要排除宫颈癌。

【辨证论治】

1. **湿热证**

主症:带下色黄,质稠,有味,阴部作痒或有红肿,灼热刺痛,口干不欲饮,小便黄,苔黄,脉滑。

治法:清利湿热。

方药:龙胆草、柴胡、栀子、黄柏、车前草、萆薢、生薏苡仁、茯苓、泽泻。

加减:有赤带者,加牡丹皮、生地黄、小蓟凉血止血。

2. **脾虚证**

主症:带下白或淡黄,质稀如涕,无气味,面色少华,食少,头昏,乏力,下肢水肿,脉细弱。

治法:健脾利湿。

方药:党参、苍术、白术、山药、白芍、陈皮、柴胡、车前子、生薏苡仁、茯苓。

3. **肾虚证**

主症:带下量多,质清稀,腰酸如折,少腹有冷感,舌淡,苔白,脉沉涩。

治法:补肾固涩。

方药:熟地黄、山药、枸杞子、山萸肉、续断、菟丝子、杜仲、芡实、海螵蛸、煅牡蛎。

【其他治疗】

1. 鲜艾叶 30g,加水 1 000ml,煮 20 分钟,取液冲洗阴道,每晚 1 次,治疗滴虫。

2.鸡冠花 30g,煎水服,每日 1 剂,治疗湿热带下。

【验案举隅】

患者,女,45 岁。

初诊日期:2014 年 3 月 4 日。

主诉:腰痛、白带量多半年。

病史:患者平素劳倦过度,近半年出现腰痛、小腹不适,白带量多,色黄质稠,有异味,曾就诊于我院妇科,诊断为盆腔炎、宫颈炎、阴道炎,予复方莪术油栓、皮肤康洗液等药物治疗,仍腰痛、带下量多,腰背酸痛发凉,喜温喜按,纳食正常,小便调,大便不成形,夜寐欠安,月经后错。否认药物及食物过敏史。

检查:舌质黯淡,舌体胖大边有齿痕,苔黄微腻,脉滑。

中医诊断:带下病。

辨证:脾肾亏虚,下焦湿热。

治法:健脾益肾,清热化湿。

处方:菟丝子 20g　　当归 20g　　生地黄 20g　　熟地黄 20g

　　　白芷 20g　　　延胡索 20g　　野菊花 20g　　蒲公英 20g

　　　紫花地丁 20g　金钱草 30g　　首乌藤 20g

　　　煅牡蛎(先煎)30g　远志 15g

　　　　　　　　　　　　　　　7 剂,每日 1 剂,水煎,早、晚分服。

二诊日期:2014 年 3 月 11 日。

患者服药后腰痛缓解,小腹不适减轻,白带减少,腰酸发凉,睡眠好转。舌脉同前。上方继进 7 剂。

三诊日期:2014 年 3 月 18 日。

患者腰酸怕凉、小腹不适进一步好转,白带明显减少,色由黄转白,质较前稀,月经未至,失眠改善,大便日行 1 次,不成形,舌质黯淡,舌体胖,边有齿痕,苔薄黄微腻,脉滑。

辨证:脾肾亏虚,气血不和。

治法:健脾益肾,调和气血。

处方:菟丝子 20g　　焦白术 15g　　远志 15g　　土茯苓 30g

　　　益母草 20g　　野菊花 20g　　蒲公英 20g　紫花地丁 20g

　　　金钱草 30g　　生薏苡仁 30g　首乌藤 20g

　　　煅牡蛎^(先煎)30g

7 剂,每日 1 剂,水煎,早、晚分服。

功能失调性子宫出血

女性不正常的阴道出血,经检查无生殖系统器质性病变为功能失调性子宫出血。在妇科疾病中是比较常见的一个疾病。中医称为"崩漏"。来势急,出血多的为"崩";来势缓,出血少的为"漏"。在发病过程中,两者可以互相转化,因此并称"崩漏"。多由内伤七情,外感热邪,使肝、肾、脾功能失调造成。

【诊查要点】

1.行经时血量较多,持续时间延长,经期不规律,甚至可达数周,反复发生,可致贫血。

2.做妇科相关检查,排除生殖器官病变,绝经期女性尤其要与肿瘤鉴别。

3.大量出血时,必须观察血压、脉搏,注意是否发生休克。

4.做血常规、凝血功能检查,与凝血功能障碍的出血区别。

【辨证论治】

1.血热证

主症:出血量多,色深红,质黏,或夹血块,伴烦热口渴,大便难,小便黄,舌红苔白,脉数。

治法:清热凉血,固经止血。

方药:栀子、黄芩、生地黄、龟甲、黄柏、地榆、大小蓟、煅牡蛎、生甘草。

2. 血瘀证

主症:经血淋漓不止,或骤然下血甚多,色紫黑,有瘀块,小腹疼痛拒按,舌紫黑,脉沉弦或沉涩。

治法:活血化瘀调经。

方药:蒲黄、五灵脂、当归、赤芍、香附、茜草、益母草、三七。

3. 气虚证

主症:出血量多,或淋漓不净,色淡红,质较稀,气短懒言,周身疲倦,不思饮食,舌淡苔薄,脉细。

治法:补气摄血。

方药:当归、党参、黄芪、白术、茯苓、地黄、棕榈炭、乌贼骨、煅牡蛎、炙甘草。

加减:肾虚者,头昏耳鸣,腰酸肢软,尿频,加鹿角胶、菟丝子、续断、覆盆子;若见汗出肢冷、脉微欲绝的脱证,应加附子、干姜;久病阴血亏虚,有心悸、盗汗、口渴者,酌加白芍、阿胶、何首乌。

【其他治疗】

中成药:补中益气丸、归脾丸。

单方:棕榈炭 6g,开水冲服或煎服,每日 1 次。

妊 娠 恶 阻

妊娠恶阻见于妊娠 3 个月以内,由于胎气上逆、胃失和降引起。

【诊查要点】

1. 妊娠早期出现轻度恶心、胃纳不佳等症状,属于正常反应。

妊娠恶阻,指呕吐严重妨碍饮食,甚至发生营养不良。

2. 恶心呕吐剧烈时,可造成脱水、酸中毒。

3. 如见脉浮数,体温升高,出现黄疸及多发性神经炎则为危重症,应终止妊娠。

【辨证论治】

1. 肝胃不和

主症:恶心、呕吐剧烈,口吐黄苦水、酸水,脘闷、嗳气,胁痛,心烦、头胀,精神抑郁,苔黄,脉弦滑。

治法:抑肝和胃,调气止呕。

方药:苏叶、黄连、陈皮、半夏、竹茹。

2. 脾胃虚弱

主症:脘腹胀满,呕吐酸水,纳少,或食入即吐,神疲乏力,舌淡,脉缓少力。

治法:健脾和胃,顺气降逆。

方药:党参、白术、茯苓、半夏、甘草、陈皮、木香、砂仁、生姜、大枣、竹茹。

加减:痰多者加厚朴花、藿香化痰理气,化湿开胃。

【其他治疗】

1. 灶心土 60g,煎水代茶。

2. 芦根 10g、竹茹 10g,煎水代茶。

妊 娠 水 肿

妊娠期足部常有轻度水肿,经对症治疗可自行消退。若水肿逐渐加重,甚至头面四肢俱肿,为妊娠水肿,又名"子肿"。多因脾虚失于运化,水湿内停所致。

【诊查要点】

1. 高度水肿,从下肢逐渐上至大腿、外阴、上腹、头面,小便很少,如见胸闷、气短(子满)为病情严重。

2. 如在水肿同时,并有高血压、蛋白尿,头昏,目花,胸闷,为先兆子痫的征象。

【辨证论治】

1. 脾虚型

主症:妊娠水肿皮薄光亮,按之凹陷不易复,口淡食少,小便短少,便溏,舌淡,脉缓。

治法:健脾利水。

方药:白术、茯苓、大腹皮、姜皮、陈皮、泽泻、防己。

加减:脾虚明显者,加黄芪健脾益气;见肢冷、腰酸等肾阳虚征象者,加附子温补元阳;见头痛、心烦、面红等肝旺症状,加钩藤、夏枯草、桑白皮平肝潜阳利水。

2. 气滞型

主症:妊肿程度轻,水肿不重,按之凹陷不明显,头胀、胸闷,胁不痛,舌苔腻,脉弦滑。

治法:理气行滞。

方药:天仙藤、炙香附、陈皮、乌药、苏梗、木瓜、生姜、枳壳。

【其他治疗】

1. 冬瓜皮 30g,赤小豆 30g,水煎服。

2. 鲤鱼煮粥食用。

子　痫

子痫是妊娠中毒症、危重症,见于妊娠 7 个月以后,初产妇、双胎和羊水过多的孕妇易于发生。中医又叫"产惊"。因热甚生风、肝风内动和气阴两亏、血虚生风所致。

【诊查要点】

1. 妊娠晚期,有高血压、水肿、蛋白尿,头昏胀痛,脘腹胀满、恶心,为先兆子痫,如不及时治疗则发生子痫,出现抽搐、昏迷,尤其在产前、产后24小时内易发。

2. 发作时间长,程度重,抽搐、进入昏迷为危症。此时应给予必要护理。

【辨证论治】

1. 先兆子痫(脾虚肝旺)

主症:面浮肢肿,头昏胀,视物不清,胸闷、恶心、呕吐,舌红,苔腻,脉弦滑。

治法:养阴平肝,健脾利湿。

方药:枸杞子、龙胆草、夏枯草、菊花、生地黄、白芍、珍珠母、钩藤、石决明、天麻、黄芩、泽泻。

2. 子痫

(1) 风火型

主症:头晕目眩,心悸,气短,面红,胸闷,恶心,呕吐,眩晕倒地,昏不知人,项强,抽搐,牙关紧闭,吐涎沫,少时自醒,反复发作,舌红绛,脉弦紧。

治法:清肝息风,清心降火。

方药:羚羊角、白芍、黄连、黄芩、石决明、龙齿、钩藤、生地黄、茯神、菊花、竹茹、贝母。

加减:如伴痰火而见有昏迷、痰鸣气壅者,去生地黄、白芍,加天竺黄、竹沥、半夏清火化痰,另加至宝丹或安宫牛黄丸口服。

(2) 虚风型

主症:多见于产后子痫或素体阴血亏虚,除昏迷、抽搐等症状外,伴见面色㿠白,舌淡,脉细。

治法:滋阴息风。

方药:枸杞子、钩藤、生地黄、白芍、阿胶、龙骨、牡蛎、石决明。

其他治疗方法:决明子 30g、杭菊 15g、旱莲草 15g,水煎治先兆子痫。

乳 汁 不 行

产后乳汁不下或量太少为乳汁不行。由于产后气血虚弱,化源不足,无乳可下;或因气机不畅、经脉涩滞所造成。

【辨证论治】

1. 气血虚弱

主症:产后乳汁不行或极少,乳房无胀痛,面色少华,肌肤失润,舌淡无苔,脉细。

治法:补益气血,佐以通乳。

方药:党参、黄芪、当归、麦冬、桔梗、通草。

2. 肝郁气滞

主症:产后乳汁不行,乳房胀痛或觉身热,精神抑郁,胸胁不舒,胃脘胀满,苔薄黄,脉弦。

治法:疏肝解郁,佐以通乳。

方药:当归、白芍、柴胡、青皮、天花粉、漏芦、桔梗、通草、穿山甲、王不留行。

【其他治疗】

1. 猪蹄 2 只,通草 10g,煮汤服。

2. 活鲫鱼 2 条,通草 10g,煮汤服。

3. 赤小豆 50g,煮汤,去豆服汤。

4. 当归 15g,王不留行 10g,水煎服。

5. 生麦芽 30g,煮水饮。

【验案举隅】

患者,女,30 岁。

初诊日期:2016 年 10 月 24 日。

主诉:产后乳汁少 40 余天。

病史:患者 40 余天前顺产后,乳汁少,伴汗多,近来腰背、臀部、下肢凉,腰痛,纳可,寐安,大便日行 1~2 次,略黏,小便调。

检查:体温 36.5℃,双肺听诊呼吸音清,未闻及干、湿啰音。心率 80 次/min,律齐。双下肢无水肿。舌红,苔薄白,脉弦细。

西医诊断:产后缺乳。

中医诊断:乳汁不行。

辨证:气血虚弱。

治法:益气血,佐以通乳。

处方:当归 20g   生地黄 15g   熟地黄 15g   土茯苓 30g

太子参 10g   生麦芽 30g   王不留行 10g   阿胶^(烊化)10g

浮小麦 20g   生黄芪 20g   白芍 20g   葛根 20g

7 剂,每日 1 剂,水煎,早、晚分服。

二诊日期:2016 年 11 月 1 日。

患者服药后泌乳略有增多,伴乳房胀,腰痛阵作,多汗好转,纳寐可,大便 1 日 1 次,成形,小便调。舌淡红,苔薄白,脉弦细。

处方:当归 20g   生地黄 15g   熟地黄 15g   菟丝子 10g

白芍 20g   王不留行 10g   天花粉 20g   生麦芽 30g

阿胶^(烊化)10g   白芷 20g   赤芍 10g

7 剂,每日 1 剂,水煎,早、晚分服。

【按】1个月后电话随访,患者已愈。

乳 腺 增 生

乳腺增生是一种临床常见的乳房非炎症性疾病,好发于30~40岁女性。本病临床表现为双侧乳房内发生大小不一的肿块,常同时或相继出现。在月经前3~4天常伴疼痛加重,肿块增大,月经后疼痛减轻或消失,肿物变小,常伴心烦易怒、失眠多梦、情绪急躁、乳房胀痛、月经不调、腰酸乏力等症。

【病因病机】

本病多由郁怒伤肝,肝郁气滞,思虑伤脾,脾失健运,痰湿内蕴,以致肝脾两伤,痰气互结,瘀滞而成块。《素问·上古天真论》云:"女子……五七,阳明脉衰,面始焦,发始堕。"故又有气血不足为基础,属本虚标实之证,本虚为气血不足,标实为肝气郁滞,痰瘀互结。

【临证经验】

根据乳腺增生的病因病机,治疗当以疏肝解郁、化痰散结、活血化瘀为主,辅以补气养血扶正。我根据几十年的临床经验总结,自拟"乳癖汤"作为治疗乳腺增生的基本处方,在临证时加减应用,收效显著。

处方:天花粉30g　当归20g　　生地黄15g　熟地黄15g
　　　香附10g　生牡蛎(先煎)30g　柴胡20g　　郁金20g
　　　丝瓜络10g　土茯苓30g　　益母草30g　赤芍20g
　　　　　　　　　　　　　　　　　　　　水煎服,每日1剂。

加减:若疼痛症状重,可加白芷20g、延胡索20g行气活血止痛。

经临床观察,此方不但可以缓解乳腺增生病的一系列临床症状,还可以促使增生肿块缩小甚至消失。

【心得体会】

本病主要病机是肝气郁滞、痰瘀互结和气血不足,故治疗时多以疏肝解郁、化痰散结、活血化瘀及补气养血为法。方中,重用天花粉化痰散结;生牡蛎与柴胡作为对药使用,柴胡芳香疏达,调畅气血,疏肝解郁,以升散为主,生牡蛎软坚散结,祛瘀化痰,以降敛为要,两药伍用,一升一降,一敛一散,相互制约,相互促进,调和气血,疏肝软坚,推陈出新;香附、郁金为行气消胀、疏肝解郁、祛瘀止痛要药,两者同用,加强了此疗效;赤芍、丝瓜络活血化瘀、通络消肿,丝瓜络尚可化痰,顺气消胀;土茯苓、益母草调和气血;当归、生地黄、熟地黄补益气血,养血活血。全方共奏疏肝解郁、化痰散结、活血化瘀、消胀止痛、调经养血之功。乳腺增生易复发,应令患者保持心情舒畅,消除抑郁,善于调理,以防愈而复发。

【验案举隅】

患者,女,45 岁。

初诊日期:2013 年 8 月 20 日。

主诉:左侧乳房胀痛半年。

病史:患者半年前无明显诱因出现左侧乳房胀痛,无分泌物,月经正常,时有脐周疼痛,大便干,3~4 日 1 行。舌黯红,苔白,脉弦。

检查:体温 36.7℃,心率 80 次/min,律齐。双下肢无水肿。舌红,苔薄白,脉弦细。2013 年 7 月 10 日 B 超:左侧乳腺增生;2013 年 8 月 12 日钼靶:左侧乳腺增生。

西医诊断:乳腺增生。

中医诊断:乳癖。

辨证:肝郁气滞,痰瘀互结证。

治法:疏肝解郁,软坚散结。

处方:天花粉 30g　　生牡蛎 30g　　白芍 20g　　　葛根 20g

　　　白芷 20g　　　延胡索 20g　　柴胡 15g　　　郁金 15g

　　　土茯苓 30g　　益母草 20g　　野菊花 20g　　蒲公英 20g

　　　紫花地丁 20g　肉苁蓉 30g

　　　　　　　　　　　　　　7 剂,每日 1 剂,水煎,早、晚分服。

二诊日期:2013 年 9 月 3 日。

患者服药后左乳房胀痛好转,仍脐周疼痛。大便干,2 日 1 行,小便调。舌质黯,苔白,脉弦。

处方:天花粉 30g　　生牡蛎 30g　　白芍 20g　　　葛根 20g

　　　白芷 20g　　　延胡索 20g　　柴胡 15g　　　郁金 15g

　　　土茯苓 30g　　益母草 20g　　野菊花 20g　　蒲公英 20g

　　　紫花地丁 20g　肉苁蓉 30g　　川楝子 20g

　　　　　　　　　　　　　　7 剂,每日 1 剂,水煎,早、晚分服。

三诊日期:2013 年 10 月 22 日。

患者药后左乳房胀痛缓解,偶有脐周痛。大便 1 日 1 行。末次月经 2013 年 10 月 12 日。舌黯红,苔白,脉弦。

处方:天花粉 30g　　川楝子 20g　　白芍 20g　　　陈皮 10g

　　　大腹皮 20g　　茯苓 30g　　　益母草 30g　　菟丝子 20g

　　　砂仁 6g　　　　肉苁蓉 20g

　　　　　　　　　　　　　　7 剂,每日 1 剂,水煎,早、晚分服。

【按】2017 年 1 月 9 日患者因家庭琐事大怒后乳房胀痛复发,就诊时自诉自上次治愈后,3 年来不曾复发。

儿科病症临证治验

小 儿 疳 证

小儿疳证是由于脾胃运化不健而引起的一种慢性营养不良，主要病机是脾胃运化失常，水谷停滞不消，不能生化营养，不能充实形体，后期可导致五脏俱虚。

【辨证论治】

1. 脾疳（Ⅱ度营养不良）

主症：面黄肌瘦，烦躁萎靡，大便溏，胃纳不佳，善食易饥，舌薄白。此为脾失健运，虚中夹实所致。

治法：健脾助运。

方药：白术、山药、扁豆、枳实、陈皮、鸡内金。

2. 干疳（Ⅲ度营养不良）

主症：消瘦明显，肌肤干瘪，老人貌，神疲食少，哭声不高，苔黄少津。此为脏腑气血俱亏表现。

治法：益气养胃。

方药：党参、白术、山药、石斛、白芍、橘白。

小 儿 遗 尿

学龄期儿童夜间睡眠时不自觉地排尿，称为遗尿。在临床上常见肾气不足、肝胆火旺两证。

【辨证论治】

1. 肾气不足

主症:夜间睡眠时,沉睡不易叫醒,尿量多,色清,面色较一般儿童苍白,智力比一般儿童差。

治疗:补肾益气。

方药:熟地黄、山萸肉、山药、黄芪、桑螵蛸、覆盆子。

2. 肝胆火旺

主症:睡中遗尿,平素小便色黄,性情急躁,手足心热,夜间龁齿,梦语,舌红苔黄。

治疗:泻肝清热。

方药:龙胆泻肝汤加减。药用龙胆草、栀子、生地黄、木通、生甘草、川黄柏。

小儿胆道蛔虫病

胆道蛔虫病与中医学中的蛔厥相似,是因为脏寒胃热,蛔不安而上逆入胆道所致。

中医治疗:中药以安蛔止痛、驱虫还腑为主。

基本方:乌梅10g,川椒3g,槟榔30g,苦楝根皮30g,大黄10g。

加减:偏寒者加细辛3g、干姜3g或附子6g、桂枝3g温阳散寒;偏热者加黄连6g、炒栀子10g清肝胃之热;呕吐者加陈皮、半夏降逆止呕;腹痛重加木香、延胡索理气止痛;便秘者加芒硝通腑;黄疸者加茵陈清热利湿退黄。

1. 胆道蛔虫病早期疼痛明显者

方药:乌梅15g,黄连9g,黄柏9g,党参9g,当归9g,附子6g,桂枝 6g,川椒 6g,干姜 6g,细辛 3g。

2. 胆道蛔虫病初期

方药:槟榔 30g,使君子 30g,苦楝根皮 15g,乌梅 15g,木香 12g,枳壳 9g,川椒 3g,细辛 3g,干姜 3g,玄明粉 9g。

3. 除胆道之死虫

方药:柴胡 9g,茵陈 15g,生牡蛎^(先煎)15g,栀子 9g,木香 9g,枳壳 9g,郁金 9g,枯矾 3g。

加减:便秘者加大黄 10g。

4. 驱肠道蛔虫

方药:槟榔 30g,使君子 3g,黄连 3g,雷丸 9g,大黄 9g,厚朴 9g,枳壳 9g。

皮肤科病症临证治验

痤　疮

痤疮,中医称为"肺风粉刺",是一种累及毛囊皮脂腺的慢性炎症性皮肤病,是一种损容性皮肤病。本病多发于青年男女,主要见于面、额部,其次是胸背部等皮脂溢出的部位,皮损初起为与毛囊一致的圆锥形丘疹即粉刺,分为开放性的黑头粉刺和闭合性的白头粉刺,同时伴有炎症损害如炎性丘疹、脓疱疹、结节、囊肿等。一般无自觉症状,可有轻微痒、痛。因本病病程较长,影响美观,因而临床求治者较多。

【病因病机】

1. 肾中阴阳失调,相火偏亢是始动因素。

《素问·上古天真论》云:"女子七岁,肾气盛,齿更发长。二七而天癸至,任脉通,太冲脉盛,月事以时下……丈夫八岁,肾气实,发长齿更。二八,肾气盛,天癸至,精气溢泻……"中医认为,生长发育是以肾气充盛为主导的,而天癸是男女到达青春期所产生的一种与生殖功能直接相关的微量物质。在正常的生理过程中,肾气充盛,生长发育正常。若先天禀赋异常,或后天饮食不节,作息不规律,均可导致肾中阴阳失调,相火偏亢,从而成为痤疮发病的始动因素。如肾中阳热偏盛,影响其母,肺热壅盛;肾阴虚明显,影响其子,肝肾不足,冲任失调;肾气不足,热壅于

253

上,上热下寒。

2. 肺与大肠相表里,肺热下移大肠,易致大肠传导失司,胃肠热结;饮食辛辣、肥甘厚味,易致胃肠积滞,脾胃湿热,上蒸于肺。都可形成肺胃热盛。

3. 肺胃湿热郁久,炼液成痰,肝气郁滞,气滞血瘀,痰瘀互结,既可使皮疹加重,也可使病程迁延。

综上所述,在痤疮的发病过程中,肾中阴阳失调,相火偏亢为始动因素,肺胃湿热为主要表现,痰瘀互结为病情发展。本病与肾、肺、胃、大肠、肝等脏腑相关。

【辨证论治】

临证辨治痤疮,注重整体,调理气血阴阳,以清热、祛湿、解毒、理气、化瘀为法。

1. 调理肝肾,巧用六味地黄丸　六味地黄丸是治疗肝肾阴虚的常用方剂。在痤疮的治疗中,多选用"三泻"中的牡丹皮、泽泻。牡丹皮功效泻伏火而补血,即能泻血中伏火。泽泻功效能通而利水,泻膀胱之火,其味甘淡微咸,入膀胱,利小便,泻肾经之火邪,功专利湿行水。

2. 清热解毒,精简五味消毒饮　五味消毒饮,方出《医宗金鉴·外科心法要诀》,组成为金银花、野菊花、蒲公英、紫花地丁、紫背天葵。取其野菊花、蒲公英、紫花地丁三味。既可清热解毒,又可消肿散结。既可治疗痤疮皮疹中的红肿热痛,又可抑制皮肤的病原微生物。这三味药不仅用于痤疮,还可广泛应用于呼吸、消化、妇科等多种疾病中,起到解毒散瘀的作用。

3. 理气导滞,选用木香、大腹皮　对于胃肠积滞,选用木香、大腹皮作为治疗组合。木香辛散苦降而温通,芳香而燥,可升可降,通理三焦,尤善行脾胃之气滞,为行气止痛之要药,兼能健脾消食。常用于脘腹气滞胀痛、食积不化、不思饮食等证,为三焦宣滞之要药。大腹皮能泻而下气,通而行水。舌苔厚腻者加砂仁、生草。

4. 化湿解毒,重用皮科三味药　土茯苓、地肤子、白鲜皮是我治疗皮肤病最常应用的药对。土茯苓能除湿、解毒、通利关节;地肤子通而利水,补阴,其甘苦气寒,益精强阴,入膀胱,除虚热,利小便而通淋。白鲜皮能通,祛风湿,其气寒善行,味苦性燥,入脾胃除湿热,兼入膀胱、小肠,行水道,通关节,利九窍,兼治风疮疥癣,女子阴中肿痛。

【验案举隅】

□ **案1**　患者,女,35岁。

初诊时间:2013年9月17日。

主诉:面部痤疮1年。

病史:患者近1年来工作压力大,情志不畅,渐出现面部痤疮,伴瘙痒、触痛,月经周期提前,月经量少,经血色黑,有血块。纳可,眠安,二便调。末次月经2013年9月5日。否认药物过敏史。

检查:颜面满布紫红色丘疹、脓包及囊肿结节。舌质黯红,苔黄微腻,脉弦滑。

中医诊断:肺风粉刺。

辨证:湿热内蕴,瘀毒内阻。

治法:清热解毒利湿,凉血散瘀。

处方:土茯苓30g　地肤子30g　白鲜皮30g　牡丹皮10g
　　　野菊花20g　蒲公英20g　紫花地丁20g　益母草30g
　　　白茅根15g

7剂,每日1剂,水煎,早、晚分服。

嘱患者每日早、晚洁面后用消毒棉签蘸75%医用乙醇点痤疮处,禁用油脂类化妆品,忌食辛辣刺激食物,保持心情舒畅,保证充足睡眠。

二诊时间:2013 年 9 月 24 日。

患者服上药后颜面部痤疮明显好转,痛痒减轻,无新发痤疮,月经尚未至。舌质黯红,苔黄微腻,脉弦滑。

处方:土茯苓 30g　地肤子 30g　白鲜皮 30g　野菊花 20g
　　　蒲公英 20g　紫花地丁 20g　益母草 30g　泽兰 30g
　　　当归 15g　生地黄 15g　熟地黄 15g

7 剂,隔日 1 剂,水煎,早、晚分服。

三诊时间:2013 年 10 月 8 日。

患者诉面部痤疮进一步消退,痛痒已不明显,月经已至,经量较前增多,末次月经 2013 年 10 月 3 日。舌质淡红,苔微黄,脉弦滑。

处方:土茯苓 30g　地肤子 30g　白鲜皮 30g　野菊花 20g
　　　蒲公英 20g　紫花地丁 20g　益母草 30g　炒僵蚕 10g
　　　当归 15g　生地黄 15g　熟地黄 15g

7 剂,每日 1 剂,水煎,早、晚分服。

□ 案 2　患者,女,32 岁。

初诊时间:2014 年 2 月 11 日。

主诉:颜面部丘疹反复发作 1 年。

病史:患者经常熬夜,嗜食辛辣肥甘,近 1 年来颜面部丘疹反复发作,伴压痛,纳食正常,小便黄,大便秘结,夜寐欠安。月经正常。

检查:面部皮肤油腻,散在红色丘疹,触之疼痛,可挤出白色分泌物。舌黯红,苔黄微腻,脉滑。

中医诊断:肺风粉刺。

辨证:湿热蕴盛。

治法:清热除湿,凉血解毒。

处方:土茯苓 30g　地肤子 30g　生薏苡仁 30g　野菊花 20g

　　　蒲公英 20g　紫花地丁 20g　熟大黄 6g　　白茅根 10g

　　　当归 20g　　生地黄 20g

　　　　　　　　　　　　7 剂,每日 1 剂,水煎,早、晚分服。

嘱患者饮食清淡,保持情绪舒畅,作息规律,勿用手搔抓颜面丘疹。

二诊时间:2014 年 2 月 18 日。

患者服药后面部丘疹明显缩小,疼痛减轻,食欲欠佳,大便调,小便稍黄,眠安。舌黯红,苔黄,脉弦滑。

处方:土茯苓 30g　　地肤子 30g　野菊花 20g　蒲公英 20g

　　　紫花地丁 20g　当归 20g　　生地黄 20g　木香 15g

　　　砂仁^(后下)6g　　生薏苡仁 30g

　　　　　　　　　　　　7 剂,每日 1 剂,水煎,早、晚分服。

三诊时间:2014 年 2 月 25 日。

患者颜面部原有丘疹大部分消失,无新起丘疹,纳食、二便正常。舌黯红,苔白,脉弦滑。

处方:土茯苓 30g　　地肤子 30g　野菊花 20g　蒲公英 20g

　　　紫花地丁 20g　当归 20g　　生地黄 20g　生薏苡仁 30g

　　　　　　　　　　　　7 剂,每日 1 剂,水煎,早、晚分服。

荨　麻　疹

荨麻疹中医称"瘾疹",俗称"风疹块",发病主要原因是风热、风寒搏于皮肤,亦有因吃了某种食物、药物及肠内有寄生虫或接触其他致敏因素造成。

【辨证论治】

1. 风热证

主症：皮疹发红，灼热，容易烦躁，恶风，或在暖热时发作，舌薄黄，脉浮数。

治法：疏风清热，凉血退疹。

方药：荆芥、防风、牛蒡子、蝉蜕、生地黄、生石膏、牡丹皮、赤芍。

2. 风寒证

主症：皮疹淡红，受凉即发，在冬季受冷加重，遇暖减轻，苔白脉沉缓。

治法：散风寒，和营血。

方药：桂枝、麻黄、苏叶、荆芥、防风、白芍、生姜、大枣。

加减：大便秘结者，加大黄、枳实理气通腑；伴热泻者，加黄芩、白芍清热敛阴；伴寒泻者，加白术健脾止泻；腹痛者，加川楝子、延胡索理气止痛；饮食不佳者，加山楂、六神曲、藿香健脾开胃，化湿消积。久发不愈者，加僵蚕、全蝎、乌梢蛇搜风剔邪。

疱疹后神经痛

本病是指感染急性带状疱疹后，出现的一种神经病理性疼痛综合征。带状疱疹中医称为"蛇串疮"或"缠腰火丹"，俗称"缠腰龙"。是水痘-带状疱疹病毒引起的皮肤病。因病毒侵犯了皮肤和神经，主要表现为身体一侧出现带状分布的水疱，并伴有疼痛。这种疼痛是神经痛，特点是疼痛阵发，灼热疼痛，或如针刺疼痛，疼痛位置可以固定，也可以走窜疼痛，疼痛程度因人、因病情而异，疼痛剧烈者非常痛苦。有些患者皮疹虽愈，但遗留后遗神经痛，病程迁延，可达数月或数年，严重影响生活质量。因而在临床中,要注意对患者的细致检查,如患者主诉一侧身体疼痛,一定仔细检查皮肤是否有皮疹,争取在早期及时治疗,对病情的康复有很大帮助。

【辨证论治】

带状疱疹的病因病机主要为湿热火毒,因其发病迅速,痛如火燎,皮疹为红色斑片,为热邪为患;皮疹多为水疱,是湿邪的表现;时痛时止,为兼夹风邪的表现。湿热互结,阻滞经络,可使病程迁延。故而治疗以清热解毒利湿为主,佐以通络。

湿热火毒型带状疱疹

主症:发病迅速,痛如火燎,皮疹为红色斑片,舌红,苔黄腻。

治法:清热解毒,祛湿止痛。

方药:板蓝根 30g,大青叶 30g,白芍 20g,白芷 20g,土茯苓 30g,地肤子 30g,白鲜皮 30g,延胡索 15g,炒栀子 10g,僵蚕 6g,首乌藤 20g,丝瓜络 10g。

方解:板蓝根、大青叶、炒栀子清热解毒。其中大青叶、板蓝根味苦性寒,为同一植物的不同部位入药,功用相近,且两者均有较强的抗病毒作用,配合使用,清热解毒力强。炒栀子味苦性寒,有泻火除烦、清热利湿、凉血解毒功效,可清三焦之热。疱疹患者多因疼痛而烦躁,栀子既能清热解毒祛湿,又可清心除烦。土茯苓、地肤子、白鲜皮功效清热解毒祛湿,此三者为皮肤病要药,广泛用于多种皮肤病中。白芍、白芷、僵蚕、延胡索皆可止痛,白芍养血柔肝止痛,延胡索活血行气止痛,僵蚕解毒散结,祛风止痛,白芷祛风止痛,四者合用养血活血,祛风止痛,且有镇静作用。病久入络,血瘀入络,故病程迁延,以丝瓜络、首乌藤祛风通络,解毒化瘀,首乌藤养心安神,祛风通络,丝瓜络解毒化瘀,通络祛风。全方共奏清热解毒祛湿,活血通络止痛之功效。临床上可以广泛应用于带状疱疹及带状疱疹神经痛,也可用治单纯疱疹。

加减:病位在头面部,可加桔梗、蔓荆子引药上行;病位在胸胁,可加柴胡,病位在下肢,可加黄柏、牛膝引热下行。

脱　发

肾精亏虚、肝血不足可致血虚生风,风邪上扰巅顶,毛发失于濡养而脱落;湿浊浸淫头皮,发根受到侵蚀而松动亦可导致脱发。因此,治疗脱发应注重益肾养血、泄浊。

【辨证论治】

肝肾亏虚、血虚湿热型脱发

主症:脱发伴有头皮瘙痒,头皮屑较多。

治法:益肾养血,清热利湿。

方药:益肾养血生发方加减。药用制何首乌 20g,菟丝子 15g,土茯苓 30g,白芍 20g,当归 20g,生地黄 15g,熟地黄 15g,地肤子 30g,白鲜皮 30g,白芷 20g。每日 1 剂,以水煎取 400ml,早、晚各 200ml,温服。2~3 个月为 1 个疗程。

方解:制何首乌、菟丝子补肝肾、益精血,以治其本,土茯苓清热祛湿泄浊以治其标,共为君药。白芍养血柔肝敛阴,熟地黄补血,生地黄凉血养阴,兼防熟地黄过于滋腻碍胃,当归补血活血,四者共为臣药,以养血生发。地肤子清热利水、止痒,白鲜皮清热解毒、除湿止痒,两者共为佐药,以增强土茯苓清热祛湿之功。白芷芳香上达为使药,引诸药上行头面,直达病所。

加减:湿热重者,酌加野菊花、苦参、紫花地丁、白茅根等品,以增强清热利湿之功;失眠者,酌加远志、炒枣仁、煅牡蛎、首乌藤、珍珠母等品,以安神定志;心烦急躁者,酌加炒栀子、郁金、合欢皮等品,以清热除烦、疏肝解郁;便溏者,酌加茯苓皮、焦白术、败酱草、苍术等品,以健脾祛湿;血虚甚者,酌加阿胶、白芍、龙眼肉等品,以增强养血生发之功;肾虚重者,酌加女贞子、旱莲草、黑芝麻等品,以增强补益肾精之功。

注意事项:①服药期间忌生冷、辛辣、肥甘厚腻之品。②用药前、后注意监测肝功能。

体会:气血肝肾亏虚是导致脱发的关键因素,故治疗应以补益肝肾为治疗大法,药用何首乌、菟丝子、熟地黄等品;本病往往伴有头皮屑较多、瘙痒等症状,此多为湿浊侵袭发根,阻滞气血上达毛窍引起,故应清热利湿泄浊,注重清热解毒、祛湿止痒,药用地肤子、白鲜皮、土茯苓之属,其中白鲜皮有"固肤"作用,为治疗脱发常用之品;血虚者,加用当归、阿胶、生地黄之属,补气养血。因毛发的生长周期较长,多数见效缓慢,故不可急于求功,需守方守法坚持治疗方可获效。

何首乌为历代医家治疗脱发之主药,既可补肾益精、乌须发,又可活血润肠。《开宝本草》言其"疗头面风疮……益血气,黑髭鬓,悦颜色……"但近年有关何首乌肝毒性的报道,给临床医师带来巨大困扰。可逆性肝损伤是何首乌主要的不良反应之一。其主要原因有二:一是长期过量服用生、制何首乌;二是炮制工艺不当,炮制不及或炮制太过,均可造成肝损伤。本人行医50余年,未发现一例首乌毒性反应病例,说明其肝毒性发生概率很小。我认为除炮制不当外,其肝毒性尚与种植品相关,应以野生品为佳,土壤污染、农药超标等诸多因素都应尽量避免。况且肝毒性是可逆的,在监测肝功能的前提下,制何首乌还是可以放心应用的,不可因噎废食。

传染病病症临证治验

病毒性肝炎

病毒性肝炎是临床常见的消化道传染病,严重危害着人民群众的身心健康。病毒性肝炎是由肝炎病毒引起的消化道传染病,其主要病理反应是肝炎病毒使肝组织内发生了弥漫性病变,以肝细胞肿胀、变性、坏死为主的炎症。

本病属中医学"黄疸"范畴,早在《黄帝内经》中即有对本病的记载,如《灵枢·论疾诊尺》言:"身痛而色微黄,齿垢黄,爪甲上黄,黄疸也"。黄疸是指白睛、全身皮肤及小便都发黄的疾病。《金匮要略》将黄疸分为谷疸、酒疸、女劳疸等。谷疸是由于饮食不洁;酒疸是体内素有内湿,酒后当风入水,复感湿邪;女劳疸是疲惫入房,后入水,也是内伤罢极之本,复感湿邪而成。这三种疾病都是感受湿邪而发病,西医学上讲都是由于感染肝炎病毒而发病,从病因上讲颇为相近。

随着历史的发展,明清时代把黄疸分为阳黄、阴黄、急黄。一般而言,病毒性肝炎急性期多属阳黄;由于身体素质差,兼有其他慢性疾病,复感外邪,或肝炎急性期治疗不当,则可出现阴黄。临床病毒性肝炎可分为有黄和无黄两型,主要看感受外邪之后对胆汁的排泄有无障碍。总之,黄疸是由于饮食不洁,肝失条达,脾失健运,湿热毒邪内蕴熏蒸肝胆而成疾。

治疗病毒性肝炎,应该中西并重,我们不但要了解中医学对本病的病因病机的论述,还要借鉴西医对肝脏的生理、病理功能的研究,辨病与辨证结合,可获良效。

肝脏是人体中最大的代谢器官,也是最大的消化腺。肝为"将军之官",在五脏中占有重要的位置。肝脏在临床上反映出来的疾病也比较多见,如肝胆、肝胃、肝肾、肝脾、心肝合病以及肝脏本体之病,有着十分复杂的病理变化,所以肝脏与人体的各个脏腑都息息相关。肝脏的功能在中医学上有详尽的阐述,《灵枢·本神》指出"肝藏血",此处"血"包含了人体所需要的一切精微物质。由于受到历史条件所限,当时不能对血做出生化分析,故统称之为"血"。藏血,既有贮藏的含意,又有输出的意思,《素问·五脏生成》中指出"人卧血归于肝",当人体活动时肝就把组织所需要的精微物质供给全身,当休息时就把大量的精微物质贮藏在肝脏中。这与西医学所说的物质代谢大为相近,如肝脏对糖代谢的调节,肝能维持血糖的恒定,当血糖浓度升高时,大量的葡萄糖就合成糖原贮存于肝脏,当血糖不足时肝就将糖原再分解成葡萄糖,输送到血液中保持人体组织的需要。《素问·经脉别论》中指出"食气入胃,散精于肝",也是说明肝可以贮存和输布水谷精微。藏血的另一个含义,还能防止出血,这与肝可以合成凝血酶原的作用相似。《素问·六节藏象论》言:"肝为罢极之本",指肝能使人体耐受疲劳,人之所以能耐劳主要是组织器官所需要的各种物质充分,新陈代谢平衡。而完成这种生理功能,包括糖、脂、蛋白质、维生素等代谢都需要肝脏。肝主疏泄条达,条达是指肝对人精神、意识方面的作用,也就是中枢神经系统的一部分功能。人的情绪波动,如抑郁暴怒等,都能影响肝脏功能的正常活动。而疏泄是指帮助脾胃消化、吸收和排泄的功能,这与西医学的解毒排泄作用是一致的。

综上所述,肝有两方面的功能:一是维持人体脏腑组织所需要的水谷精微,保持组织代谢的平衡。二是调节中枢神经的部分功能。

病毒性肝炎的临床表现为乏力,食少腹胀,恶心呕吐,厌食油腻,胁下疼痛,可伴肝脏肿大、压痛,小便黄赤,大便色灰白,绝大多数患者伴有发热,脉象弦滑或滑数,舌苔黄腻或白腻。病毒性肝炎病变主要在肝脏本身,由于肝受湿热之邪(病毒)的侵害,使肝藏血、疏泄、调节血量和输布水谷精微的功能出现了障碍,湿热熏蒸肝胆而发黄,肝对脾胃气机的调节功能减退,出现食少乏力、腹胀、恶心呕吐、厌食油腻等症。以上诸症均为肝脏受邪后功能失调而出现的病理症状。

关于病毒性肝炎的治疗,西医学以抑制病毒复制、保肝为主要治疗方法,并要求患者充分休息,增加营养,减轻肝脏负担。

关于病毒性肝炎急性期的治疗,我主张重用清热解毒利湿及活血疏肝之品。清利湿热解毒目的在于抑制和灭活肝炎病毒,减少对肝细胞的损害,使病势易于转机。肝主藏血,可以调节人体气血的正常运行。肝细胞受肝炎病毒的损害,导致肝血瘀阻,而使肝脏肿大疼痛,此时加入活血化瘀药物可促进肝脏的循环代谢,防止肝细胞坏死。

治疗肝炎急性期应药少力专,集中用药可减少肝脏损害,缩短疗程,并可减少复发,以防转变为慢性肝炎。如茵陈蒿汤,药仅三味,集中全力攻邪,功专清热利湿解毒,此为祛邪治本的方法。病毒性肝炎急性期是治疗的关键,应争取时间,切记不可拖延,若失治误治则会转变为慢性、迁延性肝炎。此时需要集中力量祛邪,在用药方面要求精悍有力,不可繁多杂乱,若用群药围攻,药物繁多,不但不能立即保护肝细胞少受损害,反而增加肝脏解毒分解的负担,造成喧宾夺主,减弱了主攻力量。

【验案举隅】

患者,男,18 岁。

初诊日期:1979 年 9 月 20 日。

患者平素健康,近 3 日出差回家后出现发热,口苦,厌食油腻,食少腹胀,时伴恶心呕吐,右胁下疼痛,四肢乏力,大便溏,小便黄赤。就诊于某医院,确诊为病毒性肝炎,为求中医治疗来诊。查:体温 37.8℃,神清,精神不振,巩膜黄染,面色橘黄,肋下 2cm 可触及肿大肝脏,肝区有明显压痛及叩击痛,肠鸣音亢进,舌苔黄腻,脉滑数。

诊断:黄疸(阳黄)。

辨证:湿热内蕴。

立法:清利湿热,活血解毒。

处方:茵陈 30g　　栀子 10g　大黄 10g　蒲公英 30g

　　　板蓝根 20g　赤芍 15g　通草 10g

　　　　　　　　　　　　5 剂,每日 1 剂,水煎,早、晚分服。

二诊日期:1979 年 9 月 25 日。

上方服 5 剂,患者热退,恶心呕吐均减轻,仍乏力,时有肝区疼痛,食少腹胀,腹泻。舌红,苔黄腻,脉弦滑。

处方:茵陈 30g　　栀子 10g　大黄 6g　　蒲公英 30g

　　　板蓝根 20g　赤芍 15g　通草 10g　川楝子 10g

　　　白芍 15g

　　　　　　　　　　　　5 剂,每日 1 剂,水煎,早、晚分服。

三诊日期:1979 年 9 月 30 日。

患者神清,精神好,食欲正常,无恶心呕吐,自感身体轻爽,肝区疼痛不明显,化验肝功能正常。

3年后随访,病情已愈,未再复发。

附:重用清热解毒药治疗乙型肝炎病毒携带者体会

乙肝病毒携带者应归属中医学"伏邪在血"范畴,由于湿热之邪蕴于血中,这种潜伏的湿热之邪暂不致患者发病。本病之病因有两种:一种是邪伏于父母之精血后遗传其子女;一种是新感的湿热之邪伏于血中。湿热之邪伏于血中,如无外邪诱发,则不会发病,所以在临床上不表现特异性症状、体征。如湿热之邪久蕴,伏于血中,则会逐渐伤及脏腑,因肝主藏血,所以乙肝病毒(伏邪)会伤及肝脏,湿热之邪久蕴于血中则耗伤肝阴,在正气不足的情况下可能发病,进而导致肝脏病变,即西医学的肝硬化、肝脏肿瘤等。

当乙肝病毒携带者复感湿热之邪,造成两邪相搏,而致肝气郁结,则临床表现为胁下胀满疼痛;因湿邪困脾,导致食欲不振、脘腹胀满、疲惫乏力。个人在临床上体会,无论是伏邪致病,或是新感湿热之邪,治疗均应以清热利湿解毒为法,以清利湿热之邪,因伏邪日久,故应重用清热解毒药。

【验案举隅】

患者,男,25岁,职业:炊事员。

初诊

患者在饮食行业人员体检时发现HBsAg、HBeAg阳性,确诊为乙肝病毒携带者,又复查一次结果仍如前,故来院就诊。患者平素身体健康,无不适症状。查体肝脾不大,无黄染,饮食、二便正常,舌质红,苔薄白,脉弦兼滑。

诊断:乙肝病毒携带者。

辨证:湿热之邪伏于血中。

立法:清利湿热,活血解毒,调和肝脾。

处方:

茵陈 20g	炒栀子 10g	紫花地丁 15g	柴胡 10g
白芍 20g	泽泻 15g	郁金 10g	茯苓 20g
车前子 15g$^{(包)}$	生山楂 15g	乌梅 6g	川军 6g

7 剂,每日 1 剂,水煎,早、晚分服。

二诊

上方服 7 剂,患者诉时有腹痛,小便黄赤,大便溏,2~3 次 / 日。舌红,苔白,脉弦滑。

处方:

茵陈 20g	炒栀子 10g	紫花地丁 15g	柴胡 10g
白芍 20g	泽泻 15g	郁金 10g	茯苓 20g
车前子 15g$^{(包)}$	生山楂 15g	乌梅 6g	

10 剂,每日 1 剂,水煎,早、晚分服。

三诊

患者诉腹痛减轻,诸症好转,舌红,苔白,脉弦滑。

处方:

茵陈 20g	炒栀子 10g	紫花地丁 15g	柴胡 10g
白芍 20g	泽泻 15g	郁金 10g	茯苓 20g
车前子 15g$^{(包)}$	炒白术 20g	生山楂 15g	乌梅 6g

7 剂,每日 1 剂,水煎,早、晚分服。

1 个月后患者验血复查 HBsAg、HBeAg 均转阴,随访 2 年未复发。

个人认为,在治疗乙型肝炎 / 乙肝病毒携带者时重用清热解毒药,其目的是要使清热解毒药物有效成分在血中达到较高浓度,着力治疗湿热之伏邪,并应佐以清利之品,使邪有出处。此外,清热解毒药具有促进新陈代谢之功,可加强机体免疫功能。在治疗中,对气阴不足、脾肾虚弱的患者要佐以扶正之品,如气虚者酌加参、芪;阴虚者酌加女贞子、旱莲草、玉竹;脾虚者酌加苍术、白术;肾虚者酌加菟丝子。体质太差的患者，应减少苦寒之品，但解毒药不减，经临床治疗观察收效甚好。

总之，我们在治疗乙肝患者时，必须辨证论治，不可一方一药治一病，用药做到灵活审慎。在运用中医辨证论治的同时，最好结合现代医学理论，互相融合，能对乙型肝炎的治疗和预防取得良好的效果。

百 日 咳

百日咳系由百日咳杆菌引起的一种儿科疾病。中医称之为顿咳、痉咳等。由疫疬之邪从口鼻犯肺，致肺气不宣而成，久之邪气化火，气火上逆而致痉咳，咳伤血络致痰中带血。

【辨证论治】

1. 外感期

主症：流涕、鼻塞、喷嚏，咳嗽为呛咳，日轻夜重。

治法：宣肺祛邪。

方药：麻黄、杏仁、橘红、百部、甘草。

加减：肺中有热者加桑白皮、黄芩清泄肺热。

2. 痉咳期

主症：发病1周后，咳嗽加剧，呈痉挛性，咳终有鸡鸣声，待吐出痰或呕吐后方解。面部水肿或有结膜下出血。

治法：清肺泄热，化痰镇咳。

方药：麻黄、杏仁、生石膏、黄芩、百部。

加减：有出血者加栀子、牡丹皮、白茅根、茜草凉血止血；痰多者加法半夏、葶苈子、莱菔子降气化痰；痉咳作呕者加地龙、蜈蚣解痉镇咳。

3. 恢复期

主症:前述一切症状渐轻,但有潮热、汗出、无力。

治法:滋养肺阴。

方药:沙参、麦冬、天花粉、紫菀、百部。

加减:自汗者加太子参、五味子、白术益气养阴,收敛肺气。

肺　结　核

肺结核是由于感染结核杆菌引起的慢性肺部感染,中医认为"痨虫"所染,称为"痨瘵病"或"肺痨"等。

【病因病机】

本病主要原因为体质虚弱,免疫力低下,邪伤肺后,肺阴不足出现干咳、咽燥,午后发热,热灼肺络而痰中带血。除咳嗽外,还有乏力、食少、水肿、肢冷等。

【辨证论治】

1. 肺阴不足

主症:干咳、少痰,痰中吐血,手足心热,口干咽燥,舌红少苔,脉细数。

治法:滋阴润肺。

方药:天冬、麦冬、沙参、百合、生地黄、百部、川贝、白及、杏仁、阿胶珠。

2. 阴虚火旺

主症:咳嗽气急,痰少而黄稠带血,颧红低热。舌红绛,苔薄黄,脉细数。

治法:滋阴降火。

方药:百合固金汤加减。药用生地黄、麦冬、川贝、百合、白芍、玄参、地骨皮、胡黄连、龟甲。

加减:伴咯血者加牡丹皮、栀子、血余炭、三七凉血止血。

3. 气阴两虚

主症:咳嗽无力,痰清稀色白,动则气喘,疲乏,纳差,午后发热,盗汗、自汗怕冷,舌质淡,苔剥津少,脉细数无力。

治法:益气养阴。

方药:党参、白术、黄芪、山药、生甘草、生地黄、熟地黄、麦冬、五味子、白芍、地骨皮。

加减:伴大便溏而腹胀者,去生、熟地黄、麦冬,加扁豆、生薏苡仁。

流行性腮腺炎

定义:腮腺炎由病毒感染引起,始发于冬春之季,以 5~9 岁儿童常见。中医称为"痄腮",又称"蛤蟆瘟",本病主要是风湿热毒内侵少阳经脉而引起的病变。

【诊查要点】

1. 有腮腺炎接触史,一侧或两侧耳下部肿胀,边缘不清楚,有压痛,可有发热、恶寒、咽部红肿、头痛、呕吐。

2. 如见呕吐、头痛、项强、惊厥、昏迷等,要注意并发脑炎。

3. 若睾丸肿大,下腹部痛,应注意并发睾丸炎。

【辨证论治】

治法:清热解毒。

方药:柴胡、牛蒡子、连翘、黄芩、板蓝根、蒲公英、夏枯草、金银花。

加减:若局部坚硬漫肿,加射干、蚤休、大黄软坚散结;若睾丸肿痛,加荔枝核、延胡索、川楝子清泄肝火;若昏迷抽搐,应按息风镇肝之法治疗。

【其他治疗】

若只有局部肿痛,无全身症状,可不用内服药,用外治法即可治愈。

外敷如意金黄散,或用蒲公英捣烂外敷。

麻　疹

麻疹俗称"痧子",是一种由病毒引起的急性出疹性传染病。冬春季节多见,以发热、咳嗽、流涕、眼泪汪汪、全身布发红色斑丘疹及早期口腔两颊黏膜出现麻疹黏膜斑为特征。因毒邪犯肺,肺主皮毛,故出痧疹。如出疹顺利,为邪外达;如出疹不顺,为邪里传,甚而内陷。

【辨证论治】

1. 疹前期(由发病到疹出为 3 天)

主症:身热,咳嗽,流涕,眼泪汪汪,倦怠思睡,身热逐渐增高,苔白或薄黄。

治法:宣透解毒。

方药:浮萍、牛蒡子、连翘、前胡、葛根、升麻、蝉衣、芦根。

加减:若表有寒邪,身热无汗、恶寒,加麻黄、杏仁辛温透表;毒邪重者,高热、喘咳,加金银花、黄芩清热解毒。

2. 出疹期(出疹到麻疹透齐 3 天)

主症:疹点次序透布,从头面到躯干、四肢、手足,渐序分布,疹色深,扪之碍手,出现高热、烦躁,咳剧,便溏,苔黄,脉数。

治法:清热解毒。

方药:金银花、连翘、黄芩、赤芍、板蓝根、薄荷。

加减:若高热不退,加黄连、栀子清热泻火;疹色紫红,加紫草、牡丹皮清热凉血;大便稀溏,加葛根、黄连、甘草解表清里。

3. 回疹期（疹点出齐到回收 3 天）

主症：疹点依次回收,体温下降,有潮热、咳嗽、口干,舌红少苔。此为余邪、余热伤阴所致。

治法：养阴清热。

方药：黄芩、地骨皮、桑白皮、麦冬、沙参、葛根。

加减：伴咽红音哑者,加玄参滋阴清热利咽;伴食欲不振者,加橘络、谷芽、麦芽养胃健脾。

4. 逆证

（1）邪热闭肺

主症：发热不退,气急鼻煽,咳剧,呼吸不规律。苔黄腻。

治法：宣肺清热。

方药：麻黄、杏仁、石膏、黄芩、板蓝根。

加减：痰多者加葶苈子泻肺化痰。

（2）热毒燔灼

主症：壮热、嗜睡、烦躁,口渴、气粗。舌绛,疹色紫红,密集成片。

治法：凉营清热。

方药：黄连、大青叶、石膏、紫草、黄芩、栀子。

加减：伤津者,加鲜沙参、石斛、麦冬、天花粉养阴生津;热入血分者,吐血、衄血、发斑,加鲜生地黄、牡丹皮、赤芍凉血止血;热毒炽盛、大便干结者,加大黄通腑泻火。

（3）热毒内陷心肝（合并脑炎）

主症：神昏谵语,高热、烦躁、抽搐,皮肤疹点密集成片,遍及全身,色紫红,舌红绛。

治法：开窍息风。

方药：黄连、大青叶、石膏、紫草、黄芩、栀子、石决明、龙胆草、地龙、钩藤。合紫雪散开窍息风。

第四部分　薪火传承

王珂老中医
治疗咳嗽用药规律分析

王亮　董荣芬

王珂老中医是北京市第 4 批老中医药专家学术经验继承工作指导老师,北京中医药薪火传承"3+3"工程首批基层老中医专家。王老勤求古训,博采众长,用药精当,擅长治疗内、妇、儿、皮肤科等多种疑难杂病,尤其在治疗咳嗽方面疗效甚佳。本文通过数据统计和分析对其治疗咳嗽的用药规律和特点进行挖掘,希望为继承和发扬王珂老中医的学术经验提供参考。

1 研究对象

收集王珂老中医 2012—2013 年临证治疗咳嗽医案处方 50 例,处方遴选标准:患者性别、年龄、诊次、就诊日期、中医诊断病名、证型、西医诊断病名准确完整。以咳嗽为主诉,联系方式记录详细,可以随访。

2 研究方法

按以下原则对处方进行规范化整理。①将处方中出现的别名统一为常用名,如银花统一为金银花,仙灵脾统一为淫羊藿,坤草统一为益母草等。②饮片炮制品生熟分开,如生甘草、炙甘草,清半夏、法半夏等。③处方中部分药物常以药对形式出现,如"青陈皮"为青皮、陈皮,"羌独活"为羌活、独活,"赤白芍"为赤芍、白芍,"生龙牡"为生龙骨、生牡蛎。在录入过程中均分开录入。④处方中部分药物以不同药用部位入药,如紫苏梗、紫苏叶,桑枝、桑寄生等,亦分开录入。在规范化处方的基础上,基于 Access 数据库平台建立数据库,数据库字段包括:就诊日期、患者性别、年龄、主症、舌象、脉象、疾病名称、证候名称、处方等。

3 结果

3.1 单味药　50 例咳嗽处方中,共用药 35 种,586 种次,平均每张处方用药 11.72 种。单味药物应用频次最高的是桑白皮,共50 次(100%)。其他应用频次较高的药物见表 1。

表 1　咳嗽处方高频次药物统计表

中药	频次	频率(%)	中药	频次	频率(%)
桑白皮	50	100	蒲公英	37	74
桔梗	49	98	紫花地丁	36	72
炙麻黄	46	92	白芷	20	40
法半夏	44	88	射干	16	32
陈皮	44	88	延胡索	9	18
野菊花	44	88	细辛	9	18
白前	42	84	土茯苓	6	12
前胡	42	84	生大黄	5	10
生石膏	40	80	砂仁	5	10

3.2 药对　应用频次最高的是"桔梗配桑白皮",共 49 次(98%)。其他出现频次较高的药对见表 2。在此将王老治疗咳嗽的

常用药对总结如下。

表2　咳嗽处方中常用药对频次统计表

药对	频次	频率(%)	药对	频次	频率(%)
桔梗配桑白皮	49	98	野菊花配紫花地丁	36	72
陈皮配桑白皮	44	88	蒲公英配紫花地丁	36	72
半夏配陈皮	44	88	桔梗配蒲公英	36	72
桔梗配半夏	43	86	半夏配生石膏	34	68
桔梗配陈皮	43	86	麻黄配白芷	17	34
白前配前胡	42	84	射干配麻黄	16	32
麻黄配前胡	41	82	白芷配生石膏	14	28
麻黄配生石膏	37	74	白芷配延胡索	9	18
野菊花配蒲公英	37	74	麻黄配细辛	9	18

3.2.1　炙麻黄、生石膏　药对出自《伤寒论》麻黄杏仁甘草石膏汤。麻黄味辛,微苦,性温,入肺、膀胱经。石膏味辛、甘,大寒,入肺、胃经。麻黄专于宣肺,具有宣肺平喘、发汗解表、利水消肿之功;石膏长于清热,清泄肺热以生津,辛散解肌以透邪,为清解气分实热之要药。麻黄、石膏同入肺经,辛辛相合,清透并用,麻黄得生石膏之辛寒,可制其温燥之性,但不降低其宣肺平喘之效,石膏引麻黄入里,又能减缓其发汗之力,共奏宣肺清热利水、清肺泄热平喘、表里双解之功。主治外感表邪入里化热、壅遏于肺所致的咳嗽、喘证。

3.2.2　桔梗、桑白皮　此为经验药对。桔梗苦、辛,平,专入肺经,功擅开宣肺气、化痰止咳、利咽排脓,其性轻浮上升,《珍珠囊》谓之为"舟楫之剂",能引药上行,直达病所,治疗上焦病证,每多用之。桑白皮味甘,性寒,归肺经,功擅泻肺平喘、利水消肿。王珂老中医临证善用桑白皮,《药性赋》言"其用有二:益元气不足而补虚,泻肺气有余而止咳"。桔梗、桑白皮配伍,宣降并行,清透并用,可用于治疗各种咳嗽、哮喘。

3.2.3 白前、前胡 此为经验药对。白前归肺经,味辛、苦,性微温而不燥,长于祛痰,降肺气以平咳喘,为肺家咳喘之要药。前胡,辛苦而寒,归肺经,可宣可降,功擅疏散风热、清肺祛痰止咳。两药皆入肺经,均能降气化痰,白前性温,祛痰之力强,前胡性寒,兼能疏散风热。两药相须为用,宣降相宜,止咳化痰平喘之力显著,可广泛用于咳嗽、哮喘等证,无论属寒属热、外感内伤、新咳久咳,均可治之。

3.2.4 法半夏、陈皮 药对出自《太平惠民和剂局方》二陈汤。半夏辛温燥烈,归脾胃经,功擅燥湿化痰,和胃降逆,消痞散结。陈皮辛苦而温,归肺、脾经,长于理气健脾,燥湿化痰。半夏得陈皮之助,气顺而痰自消,化痰除湿之力增强;陈皮得半夏之辅,痰除而气自下,理气和胃之功尤著。两者均入脾经,相使为用,共奏健脾燥湿化痰、理气和胃止呕之功。故脾可健,湿可去,痰自化,气机通畅,咳嗽自除。

3.2.5 野菊花、蒲公英、紫花地丁 药对出自《医宗金鉴》五味消毒饮。野菊花苦、辛,微寒,归肝、心经。蒲公英甘、苦,寒,归肝、胃经。紫花地丁苦、辛,寒,归心、肝经。诸药均有清热解毒的作用。野菊花入肝经,专清肝胆之火;蒲公英散结消肿,兼能通淋,可清下焦之湿热;紫花地丁为痈疮疔毒之要药,与蒲公英相配,善清血分之热结。诸药相须为伍,则清热解毒、散结消肿之力增强。王老临证经常以野菊花、蒲公英、紫花地丁同用,广泛应用于湿热火毒诸证,治疗急性上呼吸道感染、肺炎咳喘等疾病。

4 讨论

王老认为咳嗽是呼吸道的一种保护性生理反射,涉及鼻、咽喉、气管、支气管、胸膜和肺等多个器官,其有声无痰称为咳,有痰无声谓之嗽,西医学中的急、慢性支气管炎,肺炎,咳嗽变异性哮喘,感染后咳嗽等疾病均与之相关。肺失宣肃、痰热内蕴为咳嗽的基本病机,常见证型有痰热蕴肺、痰湿蕴肺、风热犯肺、风燥伤肺、肺阴亏虚,常用治法为宣肺止咳、理气化痰、清热解毒、燥湿化痰、疏风清热、清肺润燥、滋阴润肺。

4.1 治咳基本方剂 在继承历代先贤治疗咳嗽经验的基础上,王老强调临证治疗咳嗽应辨病与辨证相结合。肺失宣肃、痰热内蕴为咳嗽的基本病机,因此,王老将宣肺止咳、理气化痰、清热解毒作为不同证型咳嗽的基础治法。根据药物的使用频率高低,并结合其功效主治,笔者总结出王珂老中医治疗咳嗽的基础方。表1中的药物,麻黄、生石膏作为君药,麻黄宣肺解表、止咳平喘,生石膏清泄肺热、解肌生津。麻黄、生石膏同入肺经,辛辛相合,清透并用,共奏宣肺清热、止咳平喘、表里双解之功。桔梗、桑白皮、白前、前胡共为臣药。桔梗可开宣肺气、利咽排脓,助麻黄宣肺止咳;桑白皮泻肺平喘、利水消肿,助石膏以清热化痰。白前、前胡相须为用,宣降相宜,助君药化痰止咳。佐以陈皮、半夏健脾助运、燥湿化痰,防止臣药清热太过,寒凉败胃;野菊花、蒲公英、紫花地丁3药相须为伍,以助君药、臣药清热解毒、散结消肿,共为佐药。由此可见,麻黄、生石膏、桔梗、桑白皮、白前、前胡、陈皮、半夏、野菊花、蒲公英、紫花地丁构成了王老治疗咳嗽的基础方——麻石汤。全方配伍明确,体现了王老治咳多在宣肺止咳、理气化痰、清热解毒的基础上进行随证加减。

4.2 治咳用药分析 对药物配伍是否恰当,直接影响方剂的疗效。王珂老中医经常强调,遣方用药犹如调兵布阵,中医师一定要精于配伍之道,方能指挥自若,运筹帷幄,决胜千里。药对是药物配伍中的最小单位,王老精研配伍,善用药对治疗咳嗽,疗效甚佳。

从药物功能主治分析,王珂老中医治疗咳嗽的常用药以宣肺止咳、理气化痰、清热解毒之品居多。王老治疗咳嗽十分注重肺脏的生理特性,肺主气,司呼吸,肺居上焦,其位最高,故用药宜轻,令药力轻清上行易达病所,不宜重浊;肺为娇脏,不耐寒热,用药宜平,不宜大寒大热、偏过偏峻。急性咳嗽强调祛邪利肺,重在解表,兼顾调肺;亚急性咳嗽以通调肺气为主,兼顾祛邪;慢性咳嗽应注重肺脏与他脏之关系,审证求因,标本兼顾,扶正与祛邪并行。

综上所述,本研究应用统计学方法对王珂老中医治疗咳嗽处方中的常用药物进行了分析。统计结果初步揭示了王老临证用药的特点和规律,提炼了王老治疗咳嗽的基本治法及常用药对,为其学术思想、临床经验的传承提供了有益参考。

参 考 文 献

1. 王亮 . 王珂辨证治疗高血压病经验 [J]. 实用中医内科杂志 ,2012,26 (3):3-4.
2. 王亮 . 王珂主任医师治疗脾胃病常用药对举隅 [J]. 中国中医急症 , 2013, 22(7):1155.

(本文发表于《中国中医急症》2014 年 7 月第 23 卷第 7 期)

基于中医传承辅助平台分析王珂治疗失眠的用药规律

王亮　马洪明　李庆彬　张龙生　窦金娟

王珂是全国基层名老中医药专家,从事中医50余载,积累了丰富的临床经验,他师古不泥古,勤求博采,从实治学,注重现代科技与传统医学相结合,以自己的临床实践为依据,确立了内科杂病的辨证论治体系,擅治内科、妇科、儿科、皮肤科等疑难杂病。王珂老师治疗失眠效如桴鼓,本研究选取王珂老师治疗失眠的初诊病案及处方,对其用药经验进行探索总结。

1 资料与方法

1.1 资料来源

以王珂老师2010年1月—2015年12月在我院名医堂初诊病案为来源,"失眠"的评判标准参考《中医内科学》教材,筛选初诊病例共计100例,处方100首。

1.2 分析方法

把筛选之后的100首失眠处方录入"中医传承辅助平台(V2.5)软件(中国中医科学院中药研究所),并确保数据的准确性。

1.2.1 数据分析

提取出治疗失眠的全部方剂,对中药出现频次进行统计分析;

将系统中支持度个数设置为"30"(表示至少30个处方中同时出现),置信度设为"0.8",将中药组合出现频次依次排序,并分析失眠处方的药物关联规则;选择合适的相关度和惩罚度,采用复杂系统熵聚类和互信息法对处方进行聚类分析,分析处方规律,挖掘核心药物组合。

1.2.2 新方分析

在核心药物组合的基础上,采用无监督的熵层次聚类方法发现新方。

2 结果

2.1 用药频次研究

王珂老师100首失眠初诊处方共使用99味中药,对中药出现频次由大到小依次排序,发现其中使用频次高于20次的药物有16味(表1),使用频次最高的前5位药物依次为首乌藤、煅牡蛎、白芍、白芷、远志,其中首乌藤的使用频次最高,达97次。

表1 处方使用频次 >20 药物

序号	药物名称	频次	序号	药物名称	频次
1	首乌藤	97	9	延胡索	39
2	煅牡蛎	89	10	菟丝子	35
3	白芍	77	11	当归	35
4	白芷	66	12	熟地黄	31
5	远志	60	13	泽泻	29
6	土茯苓	48	14	益母草	28
7	葛根	45	15	丹参	23
8	生地黄	42	16	蒺藜	22

2.2 基于关联规则分析的处方规律分析

按出现频次将失眠处方中的药物组合依次排序(表 2),其中组合频次最高的是"首乌藤、煅牡蛎",达 89 次,其次为"白芍、首乌藤"和"白芍、煅牡蛎"。对所得的用药关联规则进行分析,结果见表 3,以网络图形式展示,结果见图 1。

表 2 治疗失眠的常用药物组合(频次 >40)

序号	药物模式	频次	序号	药物模式	频次
1	首乌藤、煅牡蛎	89	13	土茯苓、首乌藤	47
2	白芍、首乌藤	75	14	白芍、首乌藤、远志	46
3	白芍、煅牡蛎	68	15	白芍、远志	46
4	白芍、首乌藤、煅牡蛎	68	16	白芷、首乌藤、远志	44
5	白芷、首乌藤	63	17	白芷、远志	44
6	首乌藤、远志	60	18	葛根、白芍	44
7	首乌藤、远志、煅牡蛎	57	19	土茯苓、煅牡蛎	44
8	远志、煅牡蛎	57	20	土茯苓、首乌藤、煅牡蛎	44
9	白芷、煅牡蛎	56	21	白芍、首乌藤、远志、煅牡蛎	43
10	白芷、首乌藤、煅牡蛎	56	22	白芍、远志、煅牡蛎	43
11	白芷、白芍	50	23	葛根、首乌藤	43
12	白芷、白芍、首乌藤	48	24	白芷、白芍、煅牡蛎	42

续表

序号	药物模式	频次	序号	药物模式	频次
25	白芷、白芍、首乌藤、煅牡蛎	42	28	白芷、远志、煅牡蛎	41
26	葛根、白芍、首乌藤	42	29	生地黄、首乌藤	41
27	白芷、首乌藤、远志、煅牡蛎	41			

表 3　置信度大于 0.95 的失眠方剂药物组合的关联规则

序号	规则	置信度	序号	规则	置信度
1	熟地黄 → 生地黄	1	10	生地黄、煅牡蛎 → 首乌藤	1
2	远志 → 首乌藤	1	11	远志、煅牡蛎 → 首乌藤	1
3	煅牡蛎 → 首乌藤	1	12	白芍、远志 → 首乌藤	1
4	菟丝子 → 首乌藤	1	13	葛根、煅牡蛎 → 首乌藤	1
5	白芷、远志 → 首乌藤	1	14	白芍、煅牡蛎 → 首乌藤	1
6	白芷、煅牡蛎 → 首乌藤	1	15	菟丝子、白芍 → 首乌藤	1
7	延胡索、煅牡蛎 → 首乌藤	1	16	白芷、延胡索、煅牡蛎 → 首乌藤	1
8	土茯苓、煅牡蛎 → 首乌藤	1	17	白芷、远志、煅牡蛎 → 首乌藤	1
9	土茯苓、白芍 → 首乌藤	1	18	白芷、白芍、远志 → 首乌藤	1

续表

序号	规则	置信度	序号	规则	置信度
19	白芷、白芍、煅牡蛎 → 首乌藤	1	31	葛根、煅牡蛎 → 白芍、首乌藤	0.974 359
20	土茯苓、白芍、煅牡蛎 → 首乌藤	1	32	白芍 → 首乌藤	0.974 026
21	白芍、远志、煅牡蛎 → 首乌藤	1	33	延胡索、首乌藤 → 白芷	0.972 973
22	葛根、白芍、煅牡蛎 → 首乌藤	1	34	当归 → 首乌藤	0.971 429
23	白芷、白芍、远志、煅牡蛎 → 首乌藤	1	35	延胡索、煅牡蛎 → 白芷	0.970 588
24	土茯苓 → 首乌藤	0.979 167	36	延胡索、首乌藤、煅牡蛎 → 白芷	0.970 588
25	葛根 → 白芍	0.977 778	37	延胡索、煅牡蛎 → 白芷，首乌藤	0.970 588
26	葛根、首乌藤 → 白芍	0.976 744	38	生地黄、当归 → 首乌藤	0.968 75
27	生地黄 → 首乌藤	0.976 19	39	熟地黄 → 当归	0.967 742
28	延胡索 → 白芷	0.974 359	40	熟地黄 → 首乌藤	0.967 742
29	葛根、煅牡蛎 → 白芍	0.974 359	41	白芷、土茯苓 → 首乌藤	0.967 742
30	葛根、首乌藤、煅牡蛎 → 白芍	0.974 359	42	熟地黄、生地黄 → 当归	0.967 742

续表

序号	规则	置信度	序号	规则	置信度
43	熟地黄、生地黄 → 首乌藤	0.967 742	47	葛根、白芍 → 首乌藤	0.954 545
44	白芷、白芍 → 首乌藤	0.96	48	远志 → 煅牡蛎	0.95
45	葛根 → 首乌藤	0.955 556	49	首乌藤、远志 → 煅牡蛎	0.95
46	白芷 → 首乌藤	0.954 545	50	远志 → 首乌藤，煅牡蛎	0.95

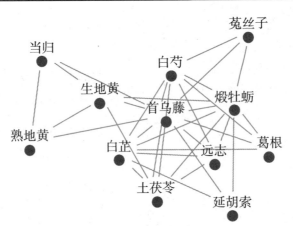

图 1　失眠处方中支持度 30%，置信度 80% 的网络图展示

2.3　基于熵方法的处方规律分析

2.3.1　基于改进的互信息法的药物间关联度分析

依据方剂数量，结合经验判断与不同参数提取数据的预读，将相关度设置为 8，惩罚度设置为 2，进行聚类分析，得到失眠处方中各味中药两两之间的关联度，将关联系数大于 0.030 的所有药对依次列表，结果见表 4。

表 4 基于改进的互信息法的失眠药物间关联度

序号	失眠药对	关联系数	序号	失眠药对	关联系数
1	益母草、野菊花	0.050 656	7	五味子、菟丝子	0.032 926
2	土茯苓、野菊花	0.044 612	8	生地黄、甘草	0.032 637
3	土茯苓、紫花地丁	0.038 127	9	当归、夏枯草	0.031 558
4	当归、淫羊藿	0.036 312	10	当归、泽泻	0.030 557
5	土茯苓、泽泻	0.035 121	11	五味子、熟地黄	0.030 21
6	五味子、锁阳	0.033 022	12	当归、野菊花	0.030 176

2.3.2 基于复杂系统熵聚类的药物核心组合分析

结合 2.3.1 分析结果,将系统相关度设置为 8,惩罚度设置为 2,采用层次聚类方法,从 100 首失眠处方中筛选得出 6 对药物核心组合,详见表 5。

表 5 用于新方聚类的药物核心组合

序号	药物核心组合 1	药物核心组合 2
1	龙胆草 - 黄芩 - 竹茹	龙胆草 - 黄芩 - 鸡血藤
2	柏子仁 - 炙甘草 - 葛根	白芍 - 海螵蛸 - 葛根
3	菟丝子 - 土茯苓 - 益母草	菟丝子 - 土茯苓 - 牡丹皮
4	砂仁 - 生地黄 - 大腹皮	生地黄 - 白芷 - 大腹皮
5	决明子 - 远志 - 夏枯草	首乌藤 - 煅牡蛎 - 远志
6	五味子 - 土茯苓 - 当归 - 牡丹皮	土茯苓 - 生地黄 - 当归 - 益母草

2.3.3 失眠新处方分析

结合 2.3.2 失眠处方核心药物组合提取结果,采用无监督熵层次聚类算法,聚合成6个失眠新处方,结果见表6。新处方药物不同组合之间的网络展示,结果见图2。

表6 基于无监督的熵层次聚类的治疗失眠新处方

序号	候选新处方
1	龙胆草、黄芩、竹茹、鸡血藤
2	柏子仁、炙甘草、葛根、白芍、海螵蛸
3	菟丝子、土茯苓、益母草、牡丹皮
4	砂仁、生地黄、大腹皮、白芷
5	决明子、远志、夏枯草、首乌藤、煅牡蛎
6	五味子、土茯苓、当归、牡丹皮、生地黄、益母草

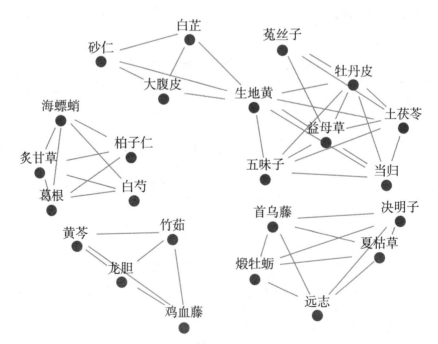

图2 治疗失眠新方药物之网络展示

3 讨论与分析

3.1 挖掘失眠用药经验

采用"中医传承辅助平台",分析王珂老师辨治失眠的用药经验。经关联算法分析,提炼出王珂老师治疗失眠的常用药物有首乌藤、煅牡蛎、生白芍、白芷、制远志、土茯苓、葛根、生地黄、延胡索、菟丝子、当归、熟地黄、泽泻、益母草、丹参、蒺藜等,这些药物大多具有和气血、宁心神、益肝肾之功效。王珂老师治疗失眠常用药物组合为:①首乌藤、煅牡蛎;②白芍、首乌藤;③白芍、煅牡蛎;④白芍、首乌藤、煅牡蛎;⑤白芷、首乌藤;⑥首乌藤、远志;⑦首乌藤、远志、煅牡蛎;⑧远志、煅牡蛎等。

王珂老师诊疗失眠辨证严谨,选药精当,常将养心安神和重镇安神之品同用。其中,首乌藤为王珂老师治疗失眠处方中最常用药。首乌藤味甘性平,功擅养血安神,因本品入心、肝二经,故可补阴养血、养心安神,治疗失眠多梦属阴血亏虚者效佳。煅牡蛎的出现频率仅次于首乌藤,牡蛎性微寒,味咸,入肾、肝、胆经,属平肝息风药,但其安神之效亦佳,功擅平肝潜阳、重镇安神,多用于失眠多梦、心神不宁等症。白芷芳香性温,味辛微苦,归肺、胃经,本品芳香通窍,可化湿浊之邪;性温气厚,散寒镇静止痛效良;其味辛能散,可解郁结之气,行足阳明戊土。王珂老师喜用白芷治疗气血失调证,他认为白芷作为风药,不仅可用于治疗外感,巧妙配伍亦可用于治疗内伤杂病,取其善行之性,可有疏肝行气之功。白芍苦酸微寒,入肝、脾经,具有养血柔肝、敛阴止汗、缓急止痛之功,白芍酸走肝体,微寒入阴,苦降逆气,敛阴养血助肝体,柔肝抑肝制其亢。现代药理研究证实,芍药苷具有良好的镇静、镇痛和抗惊厥作用。白芷、白芍共用行气解郁、养血柔肝,用于治疗气血失调、阴虚肝郁之失眠。远志苦辛性温,归肺、心、肾经,功擅补养心血、益智安神、祛痰开窍,本品芳香清冽,利九窍,上能开心气宁心安神,下可通肾气强志不忘,治疗失眠心肾不交者效佳。上述常用诸药,皆具安神之功,王珂老师辨治失眠灵活选药,巧妙应用养心安神与重镇安神之法,疗效显著。

在核心处方的基础上,本研究通过熵层次聚类方法,挖掘出6首治疗失眠的新处方,分别是:①龙胆草、黄芩、竹茹、鸡血藤;②柏子仁、炙甘草、葛根、白芍、海螵蛸;③菟丝子、土茯苓、益母草、牡丹皮;④砂仁、生地黄、大腹皮、白芷;⑤决明子、远志、夏枯草、首乌藤、煅牡蛎;⑥五味子、土茯苓、当归、牡丹皮、生地黄、益母草。然而,数据挖掘只是手段,研究挖掘的新方仍需通过中医理论与临床实践分析方可做出全面的评价。本研究基于关联规则与聚类算法客观化、标准化地呈现王珂老师辨治失眠的用药规律,并且利用网络图进一步直观展现,对挖掘和传承王珂老师失眠的治验有着重要的参考意义。

3.2 人机结合、完善用药经验

基于以上结论,与王珂老师进行深入探讨。王珂老师认为本研究基本总结了他治疗失眠的一些用药经验和观点,但仍不能完全展现其诊疗思路。

王珂老师指出,失眠,亦称"不得卧""不寐""不得眠",临床表现为入睡困难,多梦,早醒,醒后不易再入睡,甚则彻夜不寐。受夜间睡眠时间不足或睡眠质量下降影响,患者常伴有日间精神不振,倦怠乏力,反应迟钝,甚或出现焦虑不安、心烦懊憹等症状,严重影响人们的身心健康。

失眠的病因病机复杂,《黄帝内经》总结失眠的原因有二,一是受其他病证影响,使人不得安卧;二为气血阴阳失和,使人夜寐不安。历代医家多责之于阳盛阴衰、阴阳失交,多为饮食不节、情志所伤、久病体虚、劳役过度等引起阳不能入阴,阴阳失交而致病。

王珂老师认为,人之寤寐,由心神所主,神安则寐。脾为气血生化之源,脾健则气血充足,心神得养;肝藏血以济心,肝郁化火,则心神受扰;肾受五脏六腑之精而藏之,肾精上承于心,心气下交于肾,则心神得安。故心神不宁为不寐之病机关键,病位在心,涉及肝、肾、脾、胃等脏腑,或因于虚,致心神失养,或因于实,致邪扰神明。

王珂老师临证中将失眠主要分为心脾两虚、心肾不交、肝胆湿热、肝胃不和四型辨证论治。

(1)心脾两虚:症见失眠,健忘,多梦易醒,心悸烦乱,四肢乏力,食欲不振,便溏,面色无华。舌淡红苔白,脉沉细。治以健脾除湿,宁心安神。

主方:焦白术 15g,茯苓 30g,茯苓皮 30g,砂仁^(后下)6g,法半夏9g,黄连 6g,白芍 30g,制远志 15g,柏子仁 20g,炙甘草 6g,首乌藤15g,煅牡蛎^(先煎)30g。

(2)心肾不交:症见心烦不得眠,入睡困难,寐则多梦,甚则彻夜不寐,伴头晕耳鸣,潮热盗汗,腰部酸软乏力,口燥咽干,男子梦遗,女子梦交。舌尖红,少苔,脉细数。治以滋阴降火,交通心肾。

主方:当归 20g,生地 20g,山萸肉 10g,枸杞子 15g,怀牛膝 15g,知母 15g,黄柏 6g,牡丹皮 15g,泽泻 15g,首乌藤 20g,煅牡蛎^(先煎)30g,制远志 15g,白芷 20g。

(3)肝胆湿热:症见失眠多梦,烦躁不安,心慌易怒,头晕眼花,胁下胀满疼痛阵作,小便黄赤,大便干稀不调。治以疏泄肝胆湿热,佐以安神。

主方:柴胡 15g,郁金 15g,龙胆草 10g,栀子 10g,黄芩 10g,丹参 20g,制远志 15g,白芷 20g,延胡索 10g,陈皮 10g,法半夏 10g,首乌藤 20g,煅牡蛎^(先煎)30g,珍珠母^(先煎)30g。

(4) 肝胃不和:症见失眠,腹胀反酸,呃逆阵作,食欲不振,口舌生疮,口苦。治以疏肝和胃,佐以安神。

主方:川楝子 9g,大腹皮 20g,砂仁^(后下)6g,女贞子 30g,生甘草 6g,醋鸡内金 10g,海螵蛸 20g,野菊花 20g,茯苓皮 30g,白芷 20g,元胡 20g,焦神曲 10g,焦麦芽 10g,首乌藤 20g,煅牡蛎^(先煎)30g。

此外,王珂老师指出失眠一症属于身心疾病,多有情志不遂之诱因,故在治疗时应进行心理疏导,鼓励患者与人倾诉,培养个人爱好,此外,注意合理饮食,规律作息,加强锻炼,劳逸结合,养成良好的生活习惯,则失眠不难解除。

参 考 文 献

1. 王亮.王珂老中医治疗咳嗽用药规律分析 [J].中国中医急症,2014,23 (7):1281.

2. 王亮.王珂老中医平肝活血法治疗偏头痛的思想 [J].中国中医急症, 2016,25(2):259.

3. 唐仕欢,陈建新,杨洪军,等.基于复杂系统熵聚类方法的中药新药处方发现研究思路 [J].世界科学技术:中医药现代化,2009,11(2):225-228.

4. 李健,卢朋,唐仕欢,等.基于中医传承辅助系统的治疗肺痈方剂用药规律分析 [J].中国实验方剂学杂志,2012,18(2):254-257.

5. 卢朋,李健,唐仕欢,等.中医传承辅助系统软件开发与应用 [J].中国实验方剂学杂志,2012,18(9):2-4.

6. 郭位先,吴嘉瑞,张冰,等.基于关联规则和复杂系统熵聚类的颜正华教授治疗血瘀证用药规律研究 [J].中国实验方剂学杂志,2014,(5):218-221.

7. 王亮.王珂主任医师治疗脾胃病常用药对举隅 [J].中国中医急症,2013, 22(7):1155.

8. 国家药典委员会.中华人民共和国药典 [M].北京:中国医药科技出版社, 2010.

9. 董荣芬,王亮,窦金娟,等.王珂医案医论精选[M].北京:人民卫生出版社,
  2014:91.

10. 吴嘉瑞,张冰,杨冰,等.基于关联规则和复杂系统熵聚类的颜正华诊疗
  失眠用药规律研究[J].中国实验方剂学杂志,2012,18(24):4.

11. 马洪明,高兴慧,田金洲.田金洲教授从瘀、虚辨治慢性失眠[J].长春中
  医药大学学报,2015,31(4):712.

（本文发表于《世界中西医结合杂志》2016 年 6 月第 11 卷第 6 期）